超声引导下肌肉骨骼注射图解

Atlas of Ultrasound Guided Musculoskeletal Injections

原　　著　[美]　David A. Spinner
　　　　　　　　Jonathan S. Kirschner
　　　　　　　　Joseph E. Herrera

主　　译　罗　文　张云飞

主　　审　周晓东　陈定章　刘丽文

其他译者　(按姓氏笔画排序)
　　　　　于　铭　王　晶　谷　芬　李　端
　　　　　杨　晓　杨　利　郑敏娟　赵　睿
　　　　　郝纪琨　顾　楠　袁佳妮

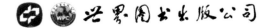

世界图书出版公司

西安 北京 上海 广州

图书在版编目(CIP)数据

超声引导下肌肉骨骼注射图解／(美)大卫·A.斯平纳(David A. Spinner),(美)乔纳森·S.克施纳(Jonathan S. Kirschner),(美)约瑟夫·E.赫雷拉(Joseph E. Herrera)著;罗文,张云飞主译. —西安:世界图书出版西安有限公司,2018.4

书名原文:Atlas of Ultrasound Guided Musculoskeletal Injections

ISBN 978-7-5100-9836-9

Ⅰ.①超…　Ⅱ.①大…②乔…③约…④罗…⑤张…　Ⅲ.①肌肉—注射—图解②骨骼—注射—图解　Ⅳ.①R452-64

中国版本图书馆 CIP 数据核字(2017)第 270607 号

书　　名	**超声引导下肌肉骨骼注射图解**
	Chaosheng Yindaoxia Jirou Guge Zhushe Tujie
原　　著	[美]David A. Spinner　Jonathan S. Kirschner
	Joseph E. Herrera
主　　译	罗　文　张云飞
责任编辑	王梦华　杨　莉
装帧设计	新纪元文化传播
出版发行	**世界图书出版西安有限公司**
地　　址	西安市北大街85号
邮　　编	710003
电　　话	029-87233647(市场营销部)
	029-87235105(总编室)
传　　真	029-87279675
经　　销	全国各地新华书店
印　　刷	西安市建明工贸有限责任公司
开　　本	889mm×1194mm　1/16
印　　张	9.75
字　　数	210千字
版　　次	2018年4月第1版　2018年4月第1次印刷
版权登记	25-2015-520
国际书号	ISBN 978-7-5100-9836-9
定　　价	108.00 元

医学投稿邮箱　xastyx@163.com

医学投稿电话　029-87279745　029-87286478　029-87284035

☆如有印装错误,请寄回本公司更换☆

知识无止境，感谢本书给我带来提高和拓展自身能力的机会；随着科学知识的范围日益扩大，本书内容可以帮助我纠正和补充已有知识的不足。

Moses ben Maimon（Maimonides）

Mishneh Torah. IV, 19

感谢我的妻子 Jessica 和女儿 Shirley，我因晚上和周末需要完成本书稿而没有时间陪伴她们；而我的姐姐 Randi 和母亲 Richi 是我一生需要学习的榜样。

我的父亲 Charles 一直坚信我会成功。当我考试得 93 分时，他会问我怎样丢掉了 7 分，以确保无论我考了多少分都能有实质性的进步。无论是经济方面的原因还是我家庭所处的困境，都丝毫没有影响到我所受的教育。我的父亲相信总有一天，我会帮助那些遭受苦难的人，所以我希望这本书会对大家有所帮助。

David A. Spinner, DO, RMSK

我从父亲 Bruce 和母亲 Gwenn、姐妹 Greta 和 Kaye、兄弟 Eli 以及好朋友、导师和学生们那里学到了很多。

Jonathan S. Kirschner, MD, FAAPMR, RMSK

谨将此书敬献给我的妻子 Sandra 和我的孩子 Alex、Mikhayla 和 Andrew，感谢他们对我的爱和鼓励；并献给我的父亲 Eduardo 和母亲 Rosario，我的姐姐 Sacha，他们同样也为我付出了很多，并无条件地支持我。

Joseph E. Herrera, DO, FAAPMR

致谢 Acknowledgements

本书的编写参与者众多，在此要对其中一部分参与者表示专门的感谢。首先我非常感谢 Kristjan Ragnarsson 医生——西奈山伊坎医学院康复中心主任，感谢他在学术领域给予的关心和支持；同时要感谢西奈山伊坎医学院康复中心的 Dallas Kingsbury 医生在本书图片制作方面给予的帮助。

本书编者对为本书成功面世而付出无数心血的奉献者表示诚挚的谢意。

David A. Spinner，DO，RMSK

Jonathan S. Kirschner，MD，FAAPMR，RMSK

Joseph E. Herrera，DO，FAAPMR

我要特别感谢我的两位导师兼共同编者——Jonathan Kirschner 医生和 Joseph Herrera 医生，感谢他们不仅分享了大量肌肉骨骼系统超声应用的观点，同时感谢他们作为导师的热情和奉献。

他们两位为我们创造了一个追求医学知识的良好环境。

David A. Spinner，DO，RMSK

原著作者 Contributors

Kathy Aligene, MD

Waheed S. Baksh, MD, DPT

Naimish Baxi, MD

Richard G. Chang, MD

Houman Danesh, MD

Joseph E. Herrera, DO, FAAPMR

Mahmud M. Ibrahim, MD

Sarah Khan, DO

Jonathan S. Kirschner, MD, FAAPMR, RMSK

Emerald Lin, MD

Stephen Nickl, DO

Melissa I. Rosado, MD

Christopher Sahler, MD

Yolanda Scott, MD

David A. Spinner, DO, RMSK

Lauren M. Terranova, DO

Kiran Vadada, MD

郑重声明

由于医学是不断更新并拓展的领域，因此相关实践操作、治疗方法及药物都有可能会改变，希望读者可审查书中提及的器械制造商所提供的信息资料及相关手术的适应证和禁忌证。作者、编辑、出版者或经销商不对书中的错误或疏漏以及应用其中信息产生的任何后果负责，关于出版物的内容不作任何明确或暗示的保证。作者、编辑、出版者和经销商不就由本出版物所造成的人身或财产损害承担任何责任。

近年来，随着医学超声仪器设备及成像技术的飞速发展，超声医学的临床应用范围越来越广泛。肌肉骨骼疾病超声诊断及介入治疗是超声技术应用拓展的新领域，引起超声业内及骨科学、疼痛学、康复学等临床相关专业同行的高度重视。特别是超声引导下肌肉骨骼疾病介入注射治疗，使得介入干预及药物注射更加安全、精准、有效，减轻了患者的痛苦，该方法在临床中得到迅速推广。如何掌握超声引导下肌肉骨骼介入治疗的具体操作要领及方法技巧，是关系疾病治疗效果的重要环节，也是促进此项技术临床应用的关键步骤。《超声引导下肌肉骨骼注射图解》一书由哈佛医学院 Beth Israel Deaconess 医学中心麻醉疼痛科的 David A.Spinner 医生和伊坎医学院康复医学科的 Jonathan S.Kirschner 医生主编，书中详细介绍了在超声引导下肩、肘、腕、髋、膝、踝、足及脊柱等部位的注射方法，以大量图片说明操作过程，便于初学者操作掌握。

本书覆盖多个医学专业领域，可供多个学科医生进行超声引导下肌肉骨骼注射的学习。超声医学专业的医生可从本书中学习到介入注射的操作要点和临床应用。骨科学、风湿免疫学、麻醉疼痛学及康复学医生可从本书中了解超声切面的基本操作，同时可加强对超声图像的理解。

本书在翻译过程中得到了超声医学、骨科学、疼痛学、放射学同仁的大力支持和协助，从不同专业领域对本书进行解读，在此表示衷心的感谢。

罗　文　张云飞

2017 年 10 月 10 日

我非常荣幸能为由 Spinner、Kirschner 和 Herrera 发起并创作完成的优秀著作——《超声引导下肌肉骨骼注射图解》撰写前言。

采用超声对肌肉骨骼系统疾病进行诊断和治疗是一项不断发展和令人匪夷所思的医疗技术。我们已经有能力超越触诊和物理检查而真实地看到神经肌肉骨骼的空间结构以及它们之间的动态关系。我们可专注于对组织结构进行观察评价，也可以特异性地观察某个组织层面和动态观察明显或微小的结构缺陷。

我们可以清晰地看到神经或肌腱的鞘膜结构，同时将治疗药物准确注入紧邻它们的鞘膜位置，而避免将药物注射到这些组织结构内；同样，我们可以看到血管或其他想要避开的重要结构。这是一种更先进、安全和舒适的治疗方法。

超声在脊柱介入领域成为了一个不断发展的补充手段。在过去的数十年中，脊柱治疗的有效性和安全性得益于透视影像技术。此项技术通过增强以及数字减影技术不断发展。预计在脊柱介入治疗领域，超声技术不会代替但会成为透视技术的重要补充手段。随着超声技术和分辨率的不断提高，连同对透视下骨性标志的观察，我们在脊柱手术中对想要治疗的神经和想要避开的血管会有更加清晰的视野。

这本图解对于发展中的超声领域具有巨大和独特的贡献。它包含了重要肌肉骨骼系统的超声理念，对于理疗科、运动医学科、骨科、风湿科医生以及其他致力于肌肉骨骼系统疾病的医生来说非常重要。这本书非常独特，因为它以发展的观点看待脊柱超声的选择以及存在的争议，如超声引导下治疗僵直、肌肉筋膜疼痛综合征以及生物治疗等。

这本图解一定会对肌肉骨骼专业人员、住院医生以及研究员有重要的影响。它体现了 Spinner、Kirschner 和 Herrera 这 3 位充满热情的教育家及老师所付出的努力。他们用很长的篇幅和细节呈现了大量与各种操作相适应的肌肉骨骼参考和循证用药。

这本使每一个步骤看起来都变得简单的图解称得上是一部艺术品。它通过图片、照片和表格等简洁的视觉参考，使患者对临床表现、解剖和超声解剖等核心知识的理解更加容易。全书采用统一的颜色、符号及照片，呈现了清晰、持续的视觉效果。重点强调了超声引导下操作的安全性以及如何避开重要结构，这种方式使复杂的操作更加简单、有效和安全。

　　总之，通过这本图解，你会更好地理解如何更有效和更安全地进行之前的操作。我们对 Spinner、Kirschner 和 Herrera 所做出的杰出贡献表示由衷的感谢。

　　再次致以诚挚的感谢和敬意。

Michael B. Furman，MD，MS

Director，

Sports Medicine and Interventional Spine Fellowship Program，

OSS Health，York，PA，USA，

Special Consultant，

Department of Rehabilitation Medicine，

Sinai Hospital，Baltimore，MD，USA

Assistant Clinical Professor，

Department of Physical Medicine and Rehabilitation，

Temple University School of Medicine，Philadelphia，PA，USA

Associate，OSS Health，York，PA，USA

前言 Preface

　　《超声引导下肌肉骨骼注射图解》为医生提供了非常全面的超声引导下治疗技术，有助于提高疾病治愈率、减轻患者痛苦以及改善患者的生活质量。随着超声技术的不断进步与发展，超声探头逐渐变成了听诊器，通过引导针头和内部的药物，它能实现诊断和治疗，也能缓解疼痛。本书的目的并非为了支持皮质激素以及其他注射药物的使用，也不是强调过度使用超声技术。有经验的医生通过肌肉骨骼超声技术能够为患者提供有利的诊断和治疗。在医学领域，目前还没有任何技术像超声一样，在办公室内就能完成对解剖结构的动态观察。

　　当然目前也有其他书籍介绍了肌肉骨骼系统的超声技术。本书提供了目前超声引导下药物注射方面最前沿的证据支持。本书可供从事神经肌肉系统疾病的康复科、骨科、神经科、疼痛科以及风湿科医生参考。我们期待药物注射新技术的开发，以及相应的科学研究和关于肌肉骨骼系统超声技术的成本-效益分析。

　　本书并不能代替必要的超声扫描及注射练习时间。我们每年都会花时间在尸体上练习新的和不同的注射方法来提高技术水平，同时还会举办讲座和课程进行学习。

　　本书的读者都是正在探寻如何使用最安全的注射方法提高患者的诊疗效果，无论是使用盲法、超声、透视还是 CT 引导，我们支持最安全和效果最佳的方法。

　　肌肉骨骼医学是一门令人兴奋和不断发展的学科。总是有很多不同的超声技术来提高我们的诊疗能力，我们不断受到鼓舞，无论将来会出现何种研究和技术都将令我们兴奋。

　　本书通过大量的超声图片来很好地解读各种术语、概念以及操作。还没有哪一本书像这本书一样如此深刻和细致地介绍肌肉骨骼系统的注射技术。

David A. Spinner，DO，RMSK

Brookline，MA，USA

目录 Contents

引 言

1

Jonathan S. Kirschner

背 景

物理治疗学最初的命名并不是基于肌骨治疗，而是多种物理方法的应用，包括电刺激、透热疗法、热疗、冷疗和超声波。20 世纪 50 年代，24 名物理治疗师和康复医生基于对超声能量作为医疗手段的共同兴趣，创立了最初的美国超声医学学会，它被认为是超声医学方面最早的组织[1]。从 20 世纪 60 年代起，超声在妇产科学、心脏病学和急诊医学方面的应用以指数方式得到了迅猛发展。随着超声技术的提高，物理治疗和康复学的应用方式和能力也有了很大转变。无论对于脊髓损伤、脑外伤、运动医学、疼痛管理专家，还是小儿科专家，超声在患者的诊断和治疗方面都发挥了重大作用。

如果你正在读这本书，那么你可能已经了解超声引导的优势。超声有着极好的软组织分辨率（优于 MRI），无辐射，无禁忌证，轻便能手持，能够和患者互动交流，并可动态观察图像；可提供患者的自身对照（对侧）；可在金属硬件、缝线和螺钉周围显像；且可立即进行介入治疗。

你可能也了解它的弱点。超声依赖于特定的操作者，并且时间可能较长，医疗成本可能提高。但是从长远来看，由于用药的准确性和避免更进一步诊断和治疗的过程，患者尽早返回工作岗位或恢复运动，以及健康程度和功能的提高，医疗成本可能会缩减。超声检查会有一些切面的限制，在深度加大时分辨率会下降，不能显示骨骼内部。

这本书主要描述了出现在经典物理治疗学、骨科学、风湿病学和疼痛或运动医学中的复杂的靶区注射技术；同时，回顾了对于痉挛状态、运动医学和疼痛管理的常用注射技术，包括关节、肌腱、韧带、滑囊、肌肉、生物学、触发点和肉毒杆菌毒素。本书可以作为临床应用参考，但不能替代有经验的顾问监督下进行的操作训练和临床实践。

本书的每个章节均讨论了相关局部解剖，靶区结构或者需要注意的结构；提供仪器、注射条件、注射样本等相关信息；讨论注射要点和安全注意事项。注射物的选择取决于不同的医生，可能包括局麻药物、皮质类固醇、透明质酸、富血小板血浆、质子疗法，将来可能还有干细胞。本书提到的注射物仅仅是建议，实际应用中通常需要根据患者的病情和医生的选择确定合适的注射物。

对每种类型的注射，本书提供了不同路径注射准确性的相关证据。书中提到多种方法，可能适用于不同患者或者操作者的选择。

超声术语

超声成像的工作原理是利用逆压电效应[2]。电能通过一个晶体传送，此晶体可通过振动产生声波。超声波频率大于 20kHz，我们一般选择 MHz 范围的频率。

超声波穿过组织时可能衰减，丢失部分能量。频率越高，衰减越多。部分超声波会被吸收，产生热量；另一部分的超声波从探头呈角度发射出来后发生了偏离，并且在传播过程中不能返回。声波的偏转包括反射、折射和散射。当存在两个界面时会发生折射，超声波从一个界面传播到另一个界面时会发生方向改变。当部分传播声能触及两种介质之间的界面返回探头时称为反射。散射则是超声波通过反射和折射远离探头[3]。

探头位置的描述可能采用解剖术语，或者相对于结构走行方向。例如，探头可能放置于冠状面、矢状面或者轴面；也可以被称为短轴切面，包括一个与已知结构交叉的平面，如腕部正中神经的短轴切面；也可以做已知结构的长轴切面，如腕部正中神经的矢状切面[4-5]。

另一方面，可以做切面内注射或者切面外注射。切面内注射即穿刺针沿平行探头的方向插入，整个针柄和针尖均能显示。切面外注射是穿刺针沿垂直探头的方向插入（图 1.1、1.2）。

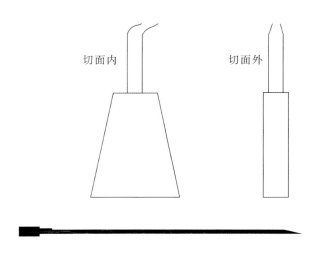

图 1.2 当穿刺针由切面内插入，整个针杆和针尖能够显示。当由切面外插入时，只有穿刺针的断面能够显示，不能分辨穿刺针的进针深度

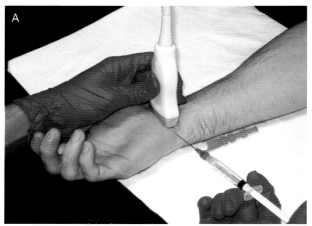

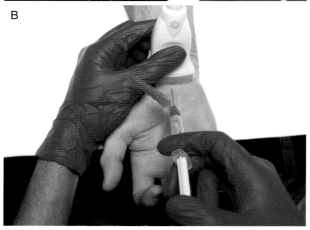

图 1.1 A. 短轴（相对神经）切面内（相对穿刺针）注射。B. 短轴（相对神经）切面外（相对穿刺针）注射

操作准备

首先，操作者要处于一个舒适、符合人体工程学的体位来进行注射。同时，患者也要处于舒适的体位，注射时患者可以处于坐位、仰卧位、侧卧位和俯卧位。对于容易发生血管迷走反射、平衡差或

者躯干控制力差的患者，不推荐使用坐位。对于焦虑患者，偶尔需要口服抗焦虑药。对于颈部操作，可能需要放置静脉内置管。操作风险、作用和备选的方法都需要和患者及家属进行讨论，必须获得患者及家属的知情同意。所有的注射常见并发症包括出血、感染、疼痛加重、过敏反应、神经损伤、肌腱或韧带断裂。特别是皮质类固醇药物的注射风险包括局部萎缩、皮肤脱色、血压血糖升高、情绪波动、失眠、发疹和面红，但是在最常用的药物剂量下，这些并发症都不常见。

然后选择合适的仪器和探头。高频线阵探头（常为 10MHz+）具有更高的分辨率，使得肌骨超声（MSK-US）的发展成为可能[6]。他们常常用来引导注射，有宽的、中等的或小的接触面，以及曲棍球棍的形状。有些结构用较小接触面的探头会更容易注射（如手指或脚趾关节），但是通常较大接触面的探头效果较好，因为有更多的组织同时扫查显示。

低频探头（凸阵探头）对于显示深部组织更有帮助，具有更大的显示范围，但是分辨率差，通常频率在 2~6MHz。这使得在注射开始时更容易定位穿刺针，因为探头发射的声束垂直于倾斜的针道。在进针过程中，探头发射的声束与皮肤表面形成 90°角，与针道倾斜。探头可以保持一种"脚尖"离地、"脚跟"着地的倾斜方式，或者摇摆的方式，来获得一个更加垂直于针道的声束（表1.1）。

选择合适的仪器和探头，输入患者的信息，

引言 **1**

表 1.1 传感器和频率

探头类型	频率		
线阵	更准确，非均质性较少	高频率（10MHz以上）	分辨率较好 深度较浅
凸阵	有助于显示针道，皮肤接触范围较大	低频率（5~2MHz）	分辨率差 深度较好
曲棍型	皮肤接触范围较小，有利于介入操作	高频率（10MHz以上）	分辨率较好 深度较浅

调整条件设置（小器官、肌肉骨骼、浅表等）。许多仪器安装有针道增强显示软件，它会使声束更加垂直于针道而不是皮肤。

虽然在一些病例中这些软件有些作用，但是在优化针道成像方面，这些软件工具不如适当的操作技术。

然后，在探头上涂抹耦合剂，包裹保护膜，再在保护膜上涂抹耦合剂，就可以开始进行扫查。紧抓探头，通常用手部握住探头接触皮肤进行扫查。当获得图像时，确认骨性标志，可以开始工作。通过调整深度、焦点来优化图像。需要不断调节焦点的数目和宽度。

通过选择性的控制声束方向、减少衰减和吸收、时间增益补偿（TGC）也可以用来优化一定深度的图像。最后调节总增益，能改变整个屏幕的亮度（图1.3）。

多普勒模式用来确认血流，也可以用来探及穿刺针运动，或者较小剂量的注射物，以及对一些困难的病例定位穿刺针。彩色多普勒可显示血流方向，但是能量多普勒对运动的探及更加敏感。

组织特征

当超声声束与目标之间的夹角不是90°时，组织显像会出现各向异性。可以通过"脚尖-脚跟"方式，倾斜或者摇摆探头来调整仪器显示（表1.2）。

肌腱在长轴切面呈现为纤维丝状模式高亮线状回声，在短轴切面呈现为圆形至椭圆形（类似扫帚尾部切断的表现）。如果肌腱和探头声束不垂直（如肱二头肌肌腱），容易出现各向异性，也许为低回声。如果你不确定看到的是肌腱，就需要沿着肌腱追寻至肌腱肌肉连接处。

韧带的回声和肌腱比较相似，呈中等回声。韧带在结构上更加紧致，因此表现得更加结实，更加呈纤丝状。韧带也容易出现各向异性，但是比肌腱好一点。

肌肉为低回声间质性组织，并分散在高回声的筋膜之间。在长轴切面上，他们表现为羽状结构。在短轴切面上，它们呈现"星空"表现。

神经在结构上不是很紧密，因此回声比肌腱或韧带低，但是结构很规则，呈成束状。在长轴

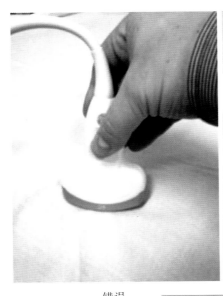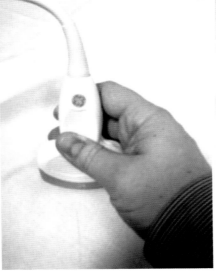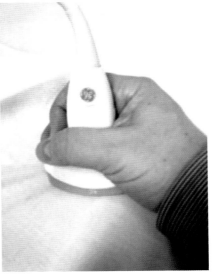

错误 ⟶ 好 ⟶ 最佳

图1.3 采用小指或手掌尺侧环握抓紧探头，增加握力的控制

3

表 1.2　常用超声术语

回声——在超声声束通路上组织结构反射声波的能力			
无回声	等回声	低回声	高回声
无内部回声	回声和周围组织基本相等	低反射模式，回声没有周围组织明亮	高反射模式，回声比周围组织明亮
示例			
血液 液性区 软骨		肌腱炎 撕裂 液性区	钙化 骨骼 韧带、肌腱 软骨（暴露）

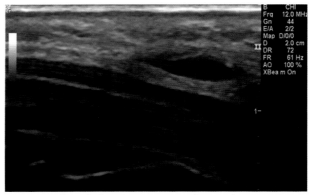

图 1.4　腕部正中神经卡压，呈低回声区，并且近端肿胀

切面上，他们表现为"火车轨道样"，在短轴切面上，表现为"蜂巢样"[7]。和肌腱相比，神经图像的各向异性比较少，这有利于在腕管这样的区域辨认神经。在病理情况下，你可能会发现神经近端的低回声水肿、受压部位、远端变细。神经病变的间接征象是受神经支配的肌肉萎缩（图 1.4）。

在进行关节检查时，寻找两个关节面、脂肪垫、关节囊、半月板和滑膜皱襞。无回声或低回声液区增加，脂肪垫移位，或者喷泉征提示积液存在。可压缩性积液要与不可压缩的肥厚滑膜、软骨或者碎片相鉴别。

透明软骨呈线状排列在关节表面，表现为一个薄层低回声环，平行于有回波信号关节皮质面，因为回声非常低，常常与液区混淆。因为回声反射不同，当软骨表面存在结构缺失，穿透的声波将会增加，经过软骨反射，形成高回声线，称为"软骨暴露征"。大面积的有回声的组织排列在软骨表面表明假性痛风。

骨皮质为有回声的表面，后伴声影。一般只有骨质浅层表面可能进行连续性评价。隐匿性骨折可能表现为骨皮质断裂。在关节炎或肌腱炎时，应寻找骨质侵蚀或皮质不规则体征。肌腱或韧带附着端的骨刺表明附着点。

介入操作

所有需要注射的部位，均须进行超声扫查，明确相关病理改变、需要避免损伤的结构和不规则的解剖结构。需要标记血管、神经、筋膜和其他安全区域。血管可以在多普勒模式显示。小的

神经也许显示不清楚，但是许多小的神经同动脉伴行。所以如果神经不能直接显示，多普勒能够确认合适的区域或组织切面来作为目标，例如肩胛上神经。常常采用探头从一边摆到另一边的方法（侧动法）或者探头前部到后部（跟趾法）扫查的方法来提高图像质量。

超声引导下注射的推荐方法是采用切面内进针，因为这样可以全程显示针尖和针杆。

当穿刺针平行于探头时，可获得最佳图像(声束垂直于针)。注射者可以通过进一步远离探头和采用较长穿刺针接近水平位置进针，获得更好的图像显示（图 1.5）。

切面外进针一般不可取，因为穿刺针只显示为一个强回声点，所以当穿刺针穿过探头下，我们无法知道进针深度。解决这个问题的一个方法是随着穿刺针的前进不断移动探头，这样使穿刺针进入探头显示的位置而不会超过探头显示的位置；另一个方法是离开法，插入穿刺针，直到它出现在探头显示的平面内，然后使针回撤，重新定位深度，再回撤，直到达到正确的深度。

提示和技巧

大针不一定能够提高显示率，而针道平行于探头，且一直位于探头下方将会对显示很有益。在市场上，有专门的强回声穿刺针，但会增加成本，且用法多变。一种脊椎穿刺短针也许更有帮助，因为短针可快速插入、移动或"抖动"来增加混响和使针尖更加明亮。

有时目标结构太浅表或在一个陡峭的角度很难在良好的显示下进针。进针角度越陡，穿刺针

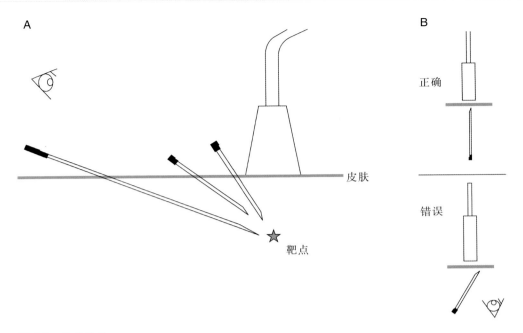

A

B

正确

错误

皮肤

靶点

图 1.5 进针路径

越难显示清楚。这种情况下可使用凝胶垫。大量凝胶放置在探头一端，而另外一端固定于皮肤，穿刺针无论穿过凝胶或是仅仅接近它，都使得针更加平行于探头，获得清晰显示（图 1.6）。

　　将针迅速刺破皮肤，因为在注射过程中穿过皮肤是最痛苦的。局部麻醉时注射一个利多卡因皮丘或用氯乙烷喷雾。进针到足够深度，使其前缘直接位于探头下，优化图像，找到穿刺针。确保探头位于穿刺针之上，穿刺针与探头平行，角度不是非常陡峭。如果仅显示部分针杆，不能显示全部针道或针尖，需顺时针或逆时针旋转探头。

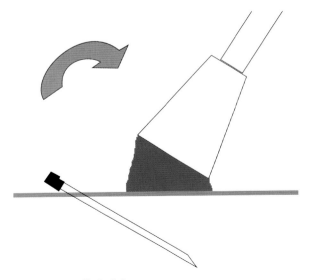

图 1.6 凝胶垫的用法

跟趾法（Heel-toe，特别是在肥胖患者），可以使针道更平行于探头。这时，进针直到靶区，或者回撤转向另一个角度。如果针尖无法显示，试着旋转穿刺针，通过寻找不规则的针尖斜断面回声，来确定针尖位置。

　　一旦到达目标结构，注入利多卡因或生理盐水，通过观察低回声的扩散流体，确定穿刺针是否到达正确的位置。关节腔内注射时，注射液体常看似消失（膝关节）或会扩张关节囊（肩锁关节）；而在脂肪垫或软组织，它将呈球状隆起。当注射入神经或肌腱周围时，可显示"甜甜圈"的征象，当肌腱内或韧带内注射时，有较高的推注压力。如果注射糖皮质激素或富含血小板的血浆（PRP），这些注射物是高回声，特别是在注射的最后。注射前摇动药物可以产生气泡，可以作为造影剂来增强回声。如果不能确定注射物的位置，可以采用多普勒来观察注射物的闪动，来帮助显示针尖。

　　经皮针松解术（往返注射法，又称开窗术），在局部麻醉后，通常使用一个较大的穿刺针，穿刺针回缩，并重新走向破坏区（低回声）或钙化区（高回声）。利多卡因或盐水的渗透能帮助打破这些钙化灶。对于需要覆盖更大面积的肌腱病变区注射，可以采用"K"型注射法。这类似于停车技术，针从切面内路径插入，回缩，将探头呈顺时针或逆时针旋转，然后将针重新插入切面内，重复此过程，可以让注射者通过一次经皮肤穿刺来覆盖较大面积的肌腱。

更新和发展。

怎样使用本书

全书中所有注射都包含所存在的临床表现的总结、相关的局部解剖和循证治疗。每一个注射过程均有相应的图片显示患者的体位、正常超声解剖和超声解剖伴有穿刺针的位置显示。穿刺针由白色有柄箭头标示，针尖由白色无柄箭头标示。针混响伪像将由括号标示。

黑色的箭头指示各种解剖结构。血管会在多普勒成像显示，并采用线条和箭头标示。肌肉和肌腱标示为橙色、紫色或偶尔洋红色，神经标示为黄色。韧带、肌腱、腱鞘和腱膜标示为亮绿色。

我们希望这本书可作为肌肉注射的参考书，供临床医生随时翻阅。住院医师和专科医生可以读到他们以前从未见过的操作过程，以进行初步的扫描和安排患者。有经验的医生可以通过本书来更新他们对介入注射的认识。我们希望读者会从本书中学到不同的、更好的方法，使注射更加准确和安全。超声引导下肌肉骨骼注射技术是一个不断发展的领域，本书中描述的技术也在不断

J.S. Kirschner, MD, FAAPMR, RMSK

Interventional Spine and Sports Medicine Division,

Department of Rehabilitation Medicine,

Icahn School of Medicine at Mount Sinai, New York, NY, USA

e-mail: jonathan.kirschner@mountsinai.org

参考文献

[1] Valente C, Wagner S. History of the American Institute of Ultrasound in Medicine. J Ultrasound Med, 2005,24:131 – 142.

[2] Smith J, Finnoff JT. Diagnostic and interventional ultrasound in contemporary musculoskeletal practice: part 1. Fundamentals: PM&R,2009,1:6–75.

[3] Kremkau F. Diagnostic ultrasound: principles and instruments. 6th. Philadelphia: WB Saunders, 2002: 428.

[4] Lew HL, Chen CPC, Wang T-G, et al. Introduction to musculoskeletal diagnostic ultrasound: examination of the upper limb. Am J Phys Med Rehabil,2007,86:310–321.

[5] Smith J, et al. Sonographically guided carpal tunnel injections: the ulnar approach. J Ultrasound Med, 2008,27: 1485–1490.

[6] Lin J, et al. An illustrated tutorial of musculoskeletal sonography. Part I. Introduction and general principles. Am J Roentgenol, 2000,175:637–645

[7] Sernik R, Abicalaf C, Pimentel B, et al. Ultrasound features of carpal tunnel syndrome: a prospective case control study. Skeletal Radiol, 2008,37:49–53.

肩 部
2

Naimish Baxi, David A. Spinner

肩部是超声引导诊断及介入应用最理想的部位，因为此处组织结构表浅，损伤发生率高[1]。上肢带骨包括肩胛骨、锁骨和肱骨近端，能够提升肱盂关节、肩锁关节和胸锁关节。三角肌、肱二头肌长头及肩袖肌群（冈上肌、冈下肌、小圆肌和肩胛下肌）促成了肩部在各个方向的运动[2]。肱二头肌腱鞘、肩锁关节、盂肱关节和肩峰下/三角肌下滑囊（SASDB）是注射的常用部位，许多介入方法可以得到推广应用，包括增生注射疗法、经皮针松解术（tenotomy）以及富血小板血浆（PRP）注射，都可在超声引导下以肩袖为目标进行操作。

肱二头肌长头腱鞘

肱二头肌肌腱或腱鞘的炎症（腱鞘炎），一般由离断伤或者过度使用造成，它是肩部疼痛的常见原因[3]。肌腱穿过肱二头肌沟，并且在走行插入上唇盂之前，暴露于肩部的前方。肱二头肌的长头参与维持肱骨头的稳定性，将别是外展和外旋时[4]，临床表现可能包括前肩疼痛和不适。传统肱二头肌腱鞘注射完全是盲法操作。

最近一项研究（Hashivchi 等；表 2.1）发现，86.7%的超声引导下注射能够到达腱鞘内，如果使用盲法注射只能达到 26.7%。在用盲法注射的患者中，有33%完全注射在腱鞘外，而在超声引导下注射这一概率为 0（Gazzillo 等发现，触诊引导进针，注射针到达二头肌长头肌腱的准确率仅为 5.3%）[5-6]。

表 2.1 盲法和超声引导下肱二头肌肌腱注射的准确性

探头类型		1 型	2 型	3 型
作者	注射方法	腱鞘内	肌腱、腱鞘和周围组织	腱鞘外
Hashiuchi,	超声引导	86.7%	13.3%	0
2011	不引导	26.7%	40.0%	33.3%

扫查技术及解剖标志

为了取得肱二头肌肌腱显示的最佳切面，患者的手必须掌心向上，肘部弯曲，放置在身体同侧的大腿上。当探头放置在与肱骨近端呈轴向的切面上，肱二头肌长头高回声的肌腱在肱二头肌沟中显示。肱横韧带位于肌腱之上，肩胛下肌腱在其内侧显示。采用多普勒成像，旋肱动脉上升支，可能在外侧显示。将探头旋转 90°可以观察肌腱的长轴；向内侧扫查，可以显示肱骨小结节的金字塔形状（图 2.1）[7]。

注射技术：短轴切面内路径

患者体位：患者坐位，手掌向上，肘部弯曲。

探头位置：将探头置于患者肱部近端的短轴切面，观察大结节、小结节和肱二头肌沟（图 2.2A）。

标志：采用多普勒成像明确旋肱动脉上升支，该血管经肱二头肌沟的外侧上升。

进针位置：将注射针以切面内显示方式由外侧向内侧插入，探头切面显示肱二头肌腱腱鞘，这个腱鞘位于肱二头肌腱和肱横韧带之间。

安全提示：避免直接注射进肌腱，因为可能提高肌腱断裂的敏感性[8,9]。尽管肌腱和大结节间的空间可以进行注射，但旋肱动脉必须显示清楚以避免损伤。

要点：

· 肩峰下囊/三角肌下囊恰好位于肱二头肌腱鞘表面，如果需要可同时进行注射。

· 确保注射液沿着肱二头肌腱周围流出（"甜甜圈"征）而不是在里面。

注射技术：矢状切面内路径

患者体位：同短轴切面内路径。

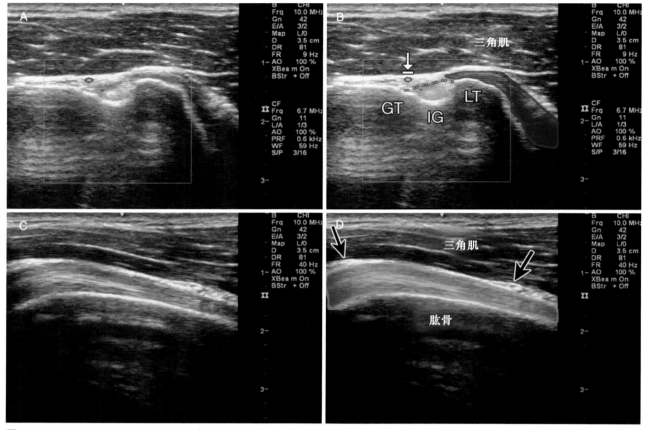

图 2.1　A. 肱二头肌腱短轴切面，红色标记旋肱动脉。B. GT 为大结节，IG 为结节间沟，LT 为小结节，箭和短线标示旋肱动脉，Deltoid 标记三角肌，紫色区域为冈下肌，橘色圈圈标记肱二头肌腱，绿色点线标记肱横韧带。C. 肱二头肌腱长轴切面。D. 肱骨位于肱二头肌腱（橘色）深部，有菲薄的滑囊（黑色箭所指）覆盖其上

探头位置：将探头置于矢状位，以显示位于肱二头肌沟中肱二头肌腱长度和小结节的金字塔形状（图 2.3A）。

标志：小结节显示在肱二头肌沟的内侧，在腱鞘内可能发现积液。

进针位置：由尾侧向头侧进入皮肤，并且可以用探头观测到针道切面内。

安全提示：同轴向路径。

要点：

· 掌心向上以使肱二头肌沟向前旋转。

· 使探头向头侧倾斜，以减少肱二头肌肌腱深层走行引起的各向异性。

物品准备：

· 高频线阵探头（10MHz 以上）。

· 25G，1.5″ 穿刺针。

· 0.5mL 类固醇（经典注射物是采用 40mg 泼尼松龙或甲波尼龙）。

· 1mL 局部麻醉药。

肩锁（AC）关节

肩锁（AC）关节由锁骨远端和肩胛骨的肩峰部组成，此处可以触诊到突然下降的感觉。肩锁关节的骨关节炎是该部位疼痛的常见原因，常发生于旋转运动、剪切压力、高压暴力或者周围肌肉的松弛导致的创伤或者过劳之后。超声引导下的肩锁关节注射有利于诊断肩锁关节相关的疼痛。物理检查如交叉手臂外展征和局部柔韧性的敏感性较低 [10]。触诊引导的肩锁关节注射的准确率为40%~66%（表 2.2），而影像学引导的注射的准确率更高[11-15]。

扫查技术及解剖标记

患者处于仰卧位或者直立坐位，能够触诊到内侧肩峰或者外侧锁骨，超声探头放置于肩锁关节上的解剖冠状切面。另外，从肱二头肌沟上面横切面扫查，也能显示这个关节 [7]。如果探头直接放在肩锁关节上，可显示一个无回声的关节空间，

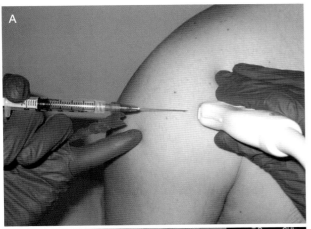

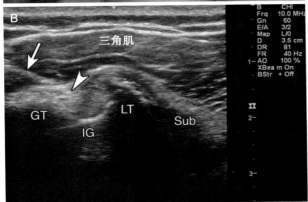

图 2.2 A. 探头以短轴放置于肱二头肌腱上方，并且采用切面内进针路线。B. 切面内短轴路线注射入肱二头肌腱鞘。GT 为大结节，IG 为结节间沟，LT 为小结节，白色有柄箭头指示穿刺针，白色无柄箭头指示针尖，Sub 标记冈下肌

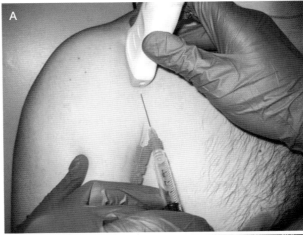

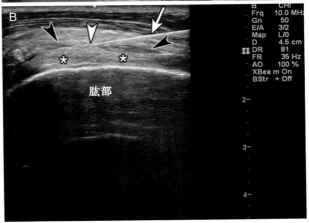

图 2.3 A. 探头以长轴放置于肱二头肌肌腱上方，并且采用切面内进针路线。B. 切面内长轴路径，星号标记肱二头肌肌腱，黑色无柄箭头标记腱鞘及其内注射物充填，白色有柄箭头标示针道，白色无柄箭头标记针尖

表 2.2　肩锁关节注射的准确性

作者	标本	引导	准确率	确认方法
Partington, 1998	尸体	盲法	67%	解剖
Peck, 2010	尸体	盲法或超声	盲法（40%）超声（100%）	解剖
Pichler,2009	尸体	盲法	57%	解剖
Bisbinas, 2006	临床	盲法	39.4%	荧光显微镜
Sabeti-Aschraf 2011	尸体	盲法或超声	盲法（72%）超声（95%）	超声专家

以及高回声的肩峰和锁骨骨皮质分离（图 2.4）。年轻的患者可能会显示插入关节内的纤维软骨盘[2]。

注射技术：切面内冠状路径

患者体位：患者坐位，手臂放置于自然位置，并悬挂在桌边。这是最理想的体位，因为肩膀和手臂的重量能够最大限度地打开关节腔。向下牵拉手臂可以更加突出这一点。

探头位置：使探头中点位于肩锁关节上，并处于冠状切面（图 2.5A）。

标记：没有重要的血管或神经结构需要标记。

安全提示：肩峰下间隙大约位于关节囊下4mm，因此穿刺针应当小心插入，避免损伤深部囊膜而进入肩峰下间隙。

要点：

· 使穿刺针平行于探头，因为关节位置相对表浅。

· 成功注射后关节囊上升，并且关节间隙变得更宽。

· 可以采用凝胶垫技术来为穿刺针的进入提供更多的空间。

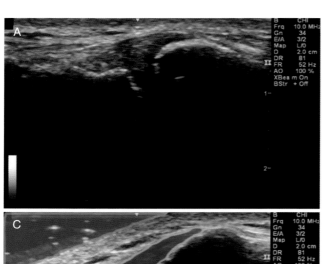

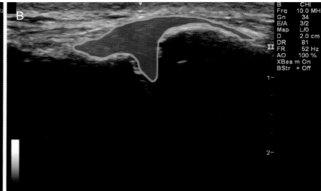

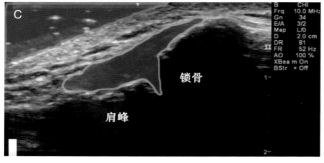

图2.4　A.肩锁关节冠状切面。B.绿色区域标记肩锁关节囊内积液，肩峰和锁骨分别标记。C.凝胶垫技术显示冠状切面，浅蓝色区域标记凝胶

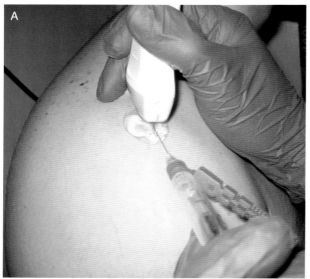

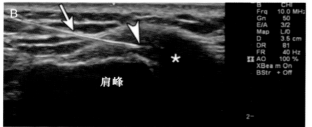

图2.5　A.采用凝胶垫的切面内注射技术。探头以冠状位置于肩锁关节上。B.星号标记肩锁关节腔内注射物，白色有柄箭头指示穿刺针，白色无柄箭头指示针尖，肩峰已标记

物品准备：

・高频线阵探头（10MHz以上）。

・25G，1.5″穿刺针。

・0.5mL类固醇（经典注射物是采用40mg氟羟泼尼松龙或者甲波尼龙）。

・1~2mL局部麻醉药。

肩胛上神经阻滞

肩胛上神经支配冈上肌和冈下肌，并且分出感觉支到盂肱关节囊后部、肩锁关节、肩峰下囊、喙锁和喙肩峰韧带[16]。神经阻滞用于暂时缓解疼痛和局部麻醉[17]。

扫查技术及解剖标记

将探头横向放置于肩胛冈上内侧缘并横跨冈上肌。追踪浅层冈上肌和深部骨性肩胛骨走行；沿冈上肌短轴向外侧移动探头直到显示肩胛上切迹（图2.6A）[18]。肩胛上神经在肩胛横韧带下方显示，肩胛横韧带位于肩胛上切迹[19]。神经可能难以显示清楚，但是常常可以在动脉旁显示。而动脉可以通过多普勒模式确认。

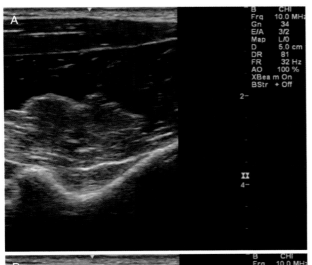

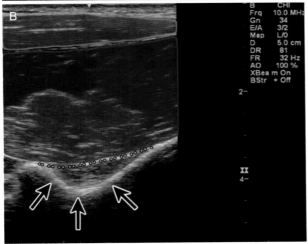

图 2.6 A. 冈上切记冠状切面。B. 橘色区域指示斜方肌，紫色区域指示冈上肌，黑色箭头指示冈上切记，绿色点线指示冈上韧带

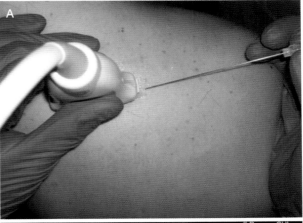

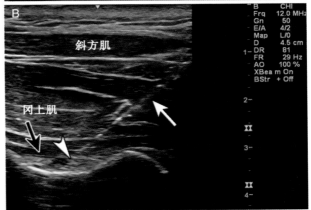

图 2.7 A. 探头以冠状位置于冈上切迹。B. 切面内穿刺路径，黑色有柄箭头指示肩胛上韧带，白色有柄箭头指示穿刺针，白色无柄箭头指示针尖，位于肩胛上神经旁，斜方肌和冈上肌已标记

注射技术：冠状切面内路径

患者体位：患者坐位，手臂放在膝盖上或者需要注射侧的手放在对侧的肩部。

探头位置：探头平行于肩胛冈上缘放置，然后向外侧移动。在冠状切面向头侧倾斜以显示肩胛上切迹。探头从短轴位侧动到冠状位可能有助于显示肩胛上神经和横韧带（图 2.7A）。

标记：斜方肌和冈上肌可以清楚地在皮下组织深层显示。肩胛上动脉通过多普勒确认。

进针位置：探头以切面内方式显示神经鞘，穿刺针由侧方进入。

安全提示：穿刺针要一直显示，以避免气胸发生。

要点：

· 实时超声能够显示注射物在神经周围和肩胛上韧带下方扩散。

物品准备：

· 高频线阵探头（10MHz 以上）。

· 22~25G，3″~3.5″穿刺针。

· 0.5mL 类固醇（经典注射物是采用 40mg 曲安西龙或者甲波尼龙）。

· 4mL 局部麻醉药。

盂肱关节

盂肱关节是由肱骨头和关节盂组成，并且由软骨关节盂上唇支撑和加深。它的关节囊由三组盂肱韧带加强，并且在结节间沟向下延伸至肱二头肌腱鞘[16]。粘连性肩关节囊炎或盂肱关节炎的患者，肩部是疼痛的主要部位，其活动和功能受限。

表 2.3　盂肱关节注射的准确性

作者	标本	引导	准确率	确认方法
Eustace，1997	临床	盲法	42%	X 线片
Patel，2012	尸体	盲法或超声	72.5%或 92.5%	X 线片
Sethi，2005	尸体	盲法	26.8%	MR 关节成像
Choudur，2011	临床	超声	99%	MR 关节成像
Gokalp，2010	临床	超声	96.7%	MR 关节成像
Koivikko，2008	临床	超声	后方路径 100% 前方路径 100%	MR 关节成像
Souza，2010	临床	超声	92%	MR 关节成像
Schaeffeler，2010	临床	超声或荧光显微镜	超声 100% 荧光 100%	MR 关节成像
Rutten，2009	临床	超声或荧光显微镜	超声 94% 荧光 72%	MR 关节成像

原发性骨关节炎在该区域并不常见。肩袖损伤、外伤、外科手术史、无血管性坏死、炎性关节病、分离性骨软骨炎和医源性损伤都可能导致继发性骨关节炎[1]。粘连性关节炎常被称为冻结肩，最初表现为疼痛，随之会伴有运动范围的进展性受限。尽管主动性或被动性活动度训练已被认为能够改善粘连性肩关节囊炎的功能，但盂肱关节注射能够加快恢复过程和缓解症状[20]。盲法注射的准确率为 27%~72%（表 2.3），而超声引导下的注射准确率高达 92%~99%[21-29]。

扫查技术及解剖标记

盂肱关节自前方路径和后方路径均能显示。在病理性关节，最常用后侧路径观察滑膜肥厚和关节积液。肱骨头骨质侵蚀也可显示，这常常表示肩袖损伤[30]。从后方路径观察肱骨头、骨性关节盂和上唇位于冈下肌和三角肌深层（图 2.8）。只有在内侧路径可以看到冈盂切迹及肩胛上神经血管束[1]。

注射技术：短轴切面内后方路径[1]

患者体位：患者坐位，或者半俯卧位将要注射的患侧肩部的手横置于胸前（同侧肱骨在胸前内收）或放置在旁边，肩胛骨应当保持伸展状态。

探头位置：探头放置于肩胛冈向尾侧扫动，并平行于肩胛冈外侧缘（图 2.9A）。

标记：冈下肌、肱骨头、后关节盂环和上唇可显示。多普勒显像能在冈盂切迹显示冈上动脉。

进针位置：选择切面内进针，从探头内侧或外

侧直接进针，直到进入关节囊下，触碰到肱骨头。

安全提示：避免穿刺关节盂上唇，必须小心将穿刺针直接穿刺到肱骨头，对于较大的肩部，需要更加陡直的穿刺路径，采用穿刺针走离技术使针离开肱骨头后面。

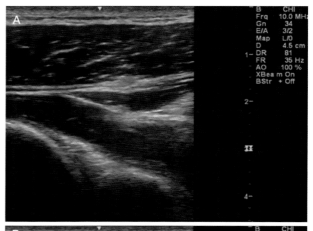

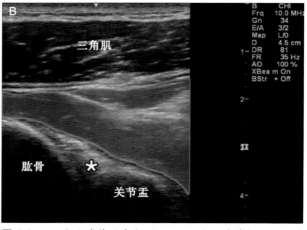

图 2.8　A. 盂肱关节后部切面。B. 后盂肱关节切面，三角肌和肱骨已标记。星号标记上唇，橘色区域标记冈下肌

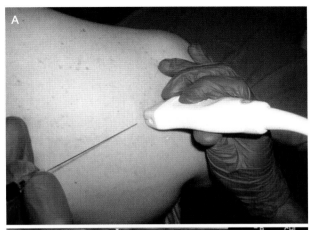

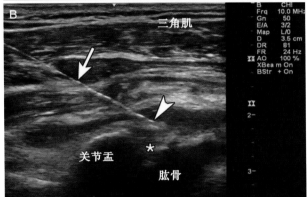

图 2.9　A.探头位置位于后盂肱关节。B.切面内路径，白色有柄箭头指示穿刺针，白色无柄箭头指示针尖，星号标记上唇

要点：

·如果在注射的过程中出现阻力，可能是因为针尖进入了软骨或者关节囊，需要轻微的调整，以便更好地注射到关节内。

物品准备：

·线阵探头（8MHz 以上）。

·22~25G，3″或者 3.5″穿刺针。

·0.5~1.0mL 类固醇（经典注射物为 40mg 曲安西龙或者甲波尼龙）。

·4mL 局部麻醉药。

肩峰下囊或三角肌下囊（SASDB）

三角肌下囊是最常见的肩部注射结构，在诊断和治疗撞击综合征、肩袖撕裂、肌腱变性和其他原因引起的黏液囊炎非常有价值。撞击综合征的发病原因通常是姿势因素、肩袖缺损（部分撕裂、肌腱变性、脆弱）、肩峰或者肩锁关节的解剖变异，喙肩韧带增厚，或者重复性上举运动，这种运动可能会导致滑膜囊炎症。首先让患者休息，给予非类固醇抗炎药物治疗和物理治疗。但撞击综合征患者可通过三角肌下囊（SASDB）注射皮质类固醇而获益，当疼痛未缓解时，可能需要接受更主动的治疗[1]。盲法进行三角肌下囊的注射结果不是很稳定，很多研究报道准确率为 60%~100%，相比之下，超声引导下注射准确率接近 100%（表2.4)[31-37]。

扫查技术及解剖标记

当切面显示三角肌下囊、肩峰和三角肌可作为定位标志。滑膜囊在肩峰的外侧，位于相对低回声的三角肌的下方和回声高的冈上肌腱上方。肿胀时，可发现滑膜囊内低回声液区呈现薄层环样（图 2.10）。无肿胀时，滑膜囊位置可以通过位于三角肌和冈上肌腱之间的滑膜囊周围脂肪位置估计[1]。

表 2.4　三角肌下囊注射的准确性

作者	标本	引导	准确率	确认方法
Yamakado，2002	临床	盲法	前外侧路径（70%）	X 线片
Henkus，2006	临床	盲法	后方路径（76%） 前内侧路径（69%）	MRI
Kang，2008	临床	盲法	后方路径（75%） 前外侧路径（75%） 外侧路径（60%）	X 线片
Park，2010	临床	盲法	前外侧路径（49%）	X 线片
Rutten，2007	临床	盲法或超声	盲法后侧路径（100%） 盲法超声引导路径（100%）	MRI
Hanchard，2006	尸体	盲法	后外侧路径（91%）	解剖
Mathews，2005	尸体	盲法	前外侧路径（90%） 后方路径（80%）	解剖

注射技术：切面内冠状路径

患者位置： 患者坐位，患侧肩部的手臂下垂。

探头位置： 探头放置于肩峰外侧缘的冠状切面，垂直于喙肩弓（图 2.11A）。

标记： 超声屏幕内侧的大部分显示为肩峰。

三角肌下囊位于高回声的滑膜囊周围脂肪之间，低回声的三角肌下方。

进针位置： 通过切面内进针，直接进入滑膜囊脂肪垫之间无回声区，此处为三角肌下囊[1]。

安全提示： 这个部位一般无容易受损的重要结构。避免皮质类固醇弥散进入三角肌或者冈上

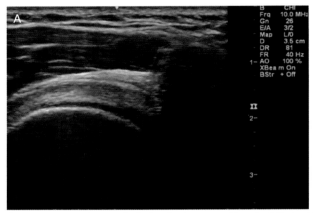
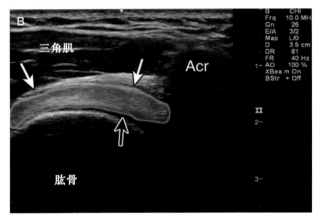

图 2.10 A. 三角肌下囊的冠状切面。B. 三角肌和肱骨分别标记。Acr 肩峰，黑色箭头标记透明软骨，白色箭头标记三角肌下囊，橘色区域标记冈上肌

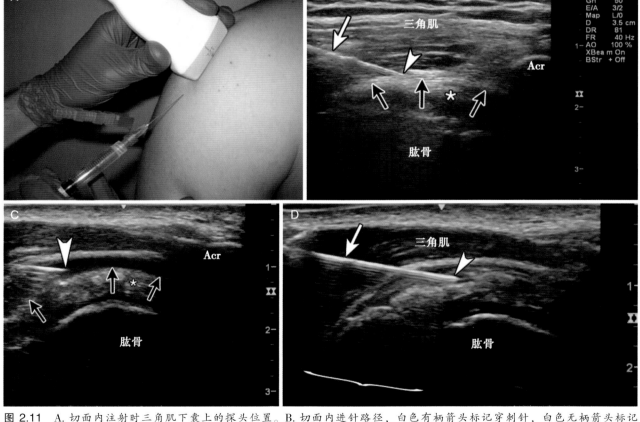

图 2.11 A. 切面内注射时三角肌下囊上的探头位置。B. 切面内进针路径，白色有柄箭头标记穿刺针，白色无柄箭头标记穿刺针尖，肱骨和三角肌分别标注。Acr 为肩峰，黑色箭头标记三角肌下囊位置，星号标记冈上肌（伴随各向异性的表现）。C. 白色无柄箭头标记针尖，黑色箭头标记注射物流入滑囊，星号标记冈上肌（伴随各向异性的表现）。D. 钙化性肌腱切断术，白色无柄箭头标记针杆，白色有柄箭头标记针尖，大括号标记针道反射，肱骨和三角肌分别标记

肌腱。

要点：

·注射后，实时超声可显示冈上肌和三角肌的分离；确认液体在肩峰下显示，以保证注射位置的准确性。

物品准备：

·高频率线阵探头（10MHz以上）。

·25G穿刺针。

·40mg曲安西龙或者甲波尼龙。

·4~6mL局部麻醉药。

参考文献

[1] Peng P, Cheng P. A review of anatomy, sonoanatomy, and procedures. Part Ⅲ: shoulder. Reg Anesth Pain Med, 2011, 36:592–605.

[2] Chiang YP, Feng CF, Lew HL. Ultrasound-guided examination and injection of the shoulder. Am J Phys Med Rehabil, 2011, 90: 616–617.

[3] Ahrens P, Boileau P. The long head of biceps and associated tendinopathy. J Bone Joint Surg Br, 2007, 89 (8):1001–1009.

[4] Durham B. Emedicine, 2012. http://emedicine.medscape.com/article/96521–overview# a0106

[5] Hashiuchi T, et al. Accuracy of the biceps tendon sheath injection: ultrasound-guided or unguided injection. A randomized controlled trial. J Shoulder Elbow Surg, 2011, 20: 1069–1073.

[6] Gazzillo GP, Finnoff JT, Hall MM, et al. Accuracy of palpating the long head of the biceps tendon: an ultrasonographic study. PM R, 2011, 3:1035–1040.

[7] Jacobson JA. Fundamentals of musculoskeletal ultrasound. Philadelphia: Saunders/Elsevier, 2007.

[8] Haraldsson BT, Langberg H, Aagaard P, et al. Corticosteroids reduce the tensile strength of isolated collagen fascicles. Am J Sports Med, 2006, 34:1992–1997.

[9] Carpenito G, Gutierrez M, Ravagnani V, et al.Complete rupture of biceps tendons after corticosteroid injection in psoriatic arthritis "Popeye sign": role of ultrasound 2. J Clin Rheumatol, 2011, 17:108.

[10] Renfree KJ, Wright TW. Anatomy and biomechanics of the acromioclavicular and sternoclavicular joints. Clin Sports Med, 2003, 22:219–238.

[11] Pichler W, Weinberg AM, Grechenig S, et al. Intra-articular injection of the acromioclavicular joint. J Bone Joint Surg Br, 2009, 91:1638–1640.

[12] Partington PF, Broome GH. Diagnostic injection around the shoulder: hit and miss. A cadaveric study of injection accuracy. J Shoulder Elbow Surg, 1998, 7:147–150.

[13] Peck E, Lai JK, Pawlina W, et al. Accuracy of ultrasound-guided versus palpation-guided acromioclavicular joint injections: a cadaveric study. PM R, 2010, 9:817–821.

[14] Bisbinas I, Belthur M, Said H, et al. Learmonth. Accuracy of needle placement in ACJ injections. Knee Surg Sports Traumatol Arthrosc, 2006, 14:762–765.

[15] Sabeti-Aschraf M, Lemmerhofer B, Lang S. Ultrasound guidance improves the accuracy of the acromioclavicular joint infi ltration: a prospective randomized study. Knee Surg Sports Traumatol Arthrosc, 2011, 19:292–295.

[16] Drake R, Wayne A, Mitchell A. Gray's anatomy for students. Philadelphia: Elsevier, 2010.

[17] Sigenthaler A, et al. Ultrasound-guided suprascapular nerve block: description of a novel supraclavicular approach. Reg Anesth Pain Med. 2012;37:325–328.

[18] Taskaynatan MA, Ozgul A, Aydemir K, et al. Accuracy of ultrasound-guided suprascapular nerve block measured with neurostimulation. Rheumatol Int, 2012, 32:2125–2128.

[19] Harmon D, Hearty C. Ultrasound-guided suprascapular nerve block technique. Pain Physician, 2007, 10 (6):743–746.

[20] Marx RG, Malizia RW, Kenter K. Intra-articular corticosteroid injection for the treatment. HSS J, 2007, 3 (2):202–207.

[21] Patel DN, Nayyar S, Hasan S, et al. Comparison of ultrasound-guided versus blind glenohumeral injections: a cadaveric study. J Shoulder Elbow Surg, 2012, 21(12):1664–1668.

[22] Sethi PM, Kingston S, Elattrache N. Accuracy of anterior intraarticular injection of the glenohumeral joint. Arthroscopy, 2005, 21:77–80.

[23] Eustace JA, Brophy DP, Gibney RP, et al. Comparison of the accuracy of steroid placement with clinical outcome in patients with shoulder symptoms. Ann Rheumatol Dis, 1997, 56:59–63.

[24] Choudur HN, Ellins ML. Ultrasound-guided gadolinium joint injections for magnetic resonance arthrography. J Clin Ultrasound, 2011, 39:6–11.

[25] Gokalp G, Dusak A, Yazici Z. Efficacy of ultrasonography-guided shoulder MR arthrography using a posterior approach. Skeletal Radiol, 2010, 39:575–579.

[26] Koivikko MP, Mustonen AO. Shoulder magnetic resonance arthrography: a prospective randomized study of anterior and posterior ultrasonography-guided contrast injection. Acta Radiol, 2008, 49:912–917.

[27] Souza PM, Aguiar RO, Marchiori E, et al. Arthrography of the shoulder: a modifi ed ultrasound-guided technique of joint injection at the rotator interval. Eur J Radiol, 2010, 74:29–32.

[28] Rutten MJ, Collins JM, Maresch BJ. Glenohumeral joint injection: a comparative study of ultrasound and fluoroscopically guided techniques before MR arthrography. Eur Radiol, 2009, 19:722–730.

[29] Schaeffeler C, Brügel M, Waldt S, et al. Ultrasound-guided intraarticular injection for MR arthrography of the shoulder. Rofo, 2010, 182:267–273.

[30] Petranova T, et al. Ultrasound of the shoulder. Med Ultrason, 2012, 14(2):133–40.

[31] Rutten MJ, Maresch BJ, Jager GJ, et al. Injection of the subacromial-subdeltoid bursa: blind or ultrasound-guided. Acta Orthop, 2007, 78:24–257.

[32] Henkus HE, Cobben LP, Coerkamp EG, et al. The accuracy of subacromial injections: a prospective randomized magnetic resonance imaging study. Arthroscopy, 2006, 22: 227–282.

[33] Yamakado K. The targeting accuracy of subacromial injection to the shoulder: an arthrographic evaluation. Arthroscopy, 2002, 18:887–891.

[34] Kang MN, Rizio L, Prybicien M, et al. The accuracy of subacromial corticosteroid injections: a comparison of multiple methods. J Shoulder Elbow Surg, 2008, 17:61–66.

[35] Park JY, Siti HT, O KS, et al. Blind subacromial injection. J Shoulder Elbow Surg, 2010, 19:1070–1075.

[36] Hanchard N, Shanahan D, Howe T, et al. Accuracy and dispersal of subacromial and glenohumeral injections in cadavers. J Rheumatol, 2006, 33:1143–1146.

[37] Mathews PV, Glousman R. Accuracy of subacromial injection: anterolateral versus posterior approach. J Shoulder Elbow Surg, 2005, 14:145–148.

N. Baxi, MD
OSS Health, York, PA, USA
e-mail: naimishb@gmail.com

D.A. Spinner, DO, RMSK
Department of Anesthesiology—Pain Medicine,
Arnold Pain Management Center,
Beth Israel Deaconess Medical Center,
Harvard Medical School, Brookline, MA, USA
e-mail: dspinnerny@gmail.com

肘　部

Emerald Lin, Kathy Aligene, Jonathan S. Kirschner

3

超声成像在鉴别肘部疼痛病因方面发挥着重要作用，因为该部位的大部分病理改变是在关节外，并且位置表浅，包括肌腱炎和撕裂，韧带损伤，神经损伤或卡压及滑囊炎[1-4]。肘关节炎、骨折和其他关节内病变也可以通过发现积液间接诊断，而积液在超声成像上很容易被发现。由于肌腱病变多发，对于一些介入疗法，肘部是个很容易治疗的区域，包括增生疗法、经皮针松解术和富血小板血浆注射[5]。

肱骨内上髁炎（ME）：屈肌总腱（CFT）

涉及 CFT 最常见的两种疾病是肱骨内上髁炎和肌腱撕裂，临床鉴别上述两种疾病具有一定难度[6]。然而通过超声引导，相比于肌腱断裂，退行性改变更容易诊断，这有助于指导肘部内侧疼痛的早期干预。此外，超声系列扫查可以帮助评估干预后反应。肱骨内上髁炎通常称"高尔夫肘"，是一种过度使用综合征或重复运动引起的退行性变，尤其是内翻和屈曲手腕的过程中涉及屈肌总腱的附着点[3]。肱骨内上髁炎也经常被报道发生在棒球投手（由于激烈的外翻力）和网球、保龄球、壁球和标枪运动员[4]。

临床上，患者出现肱骨内上髁局部触痛，并在内翻时加重，伴随握力下降[5]。可以对患者进行一个激发性的测试，称为内上髁炎试验（reverse Cozen's test），即肘关节完全伸直，前臂旋后时，导致肘内侧疼痛和手腕屈曲受限[7]。治疗包括口服抗炎药、休息、冰敷、物理治疗以及各种注射疗法包括超声引导下的糖皮质激素注射和新型替代微创操作，例如经皮针松解术、自体血注射（ABI）和富含血小板的血浆（PRP）注射[5,8]。超声引导下自体血注射（ABI）和富含血小板的血浆（PRP）注射已被证明是治疗难治性肱骨内上髁炎的一个有效方法[8]。

扫查技术及解剖标记

使患者手部位于旋后位置，超声探头位于肱骨内上髁的长轴方向[1]。在这个切面中，内上髁位于肱骨滑车和尺骨的近端。尺侧副韧带前部覆盖尺骨和滑车，最终止于内上髁。屈肌总腱表现为纤维丝状，并覆盖这些结构，最终止于内上髁[2]。

超声成像上通常表现为正常高回声，三角形肌腱内有局限性增厚或低回声区。这些改变可能会相当微小，所以与对侧比较非常重要[2]。在更进一步的变化中，正常纤丝状有低回声改变，彩色或能量多普勒模式可以显示新生血管充血[3]。慢性肱骨内上髁炎时，可以观察到钙化灶存在，这可增加肌腱部分或整体断裂的风险。急性内侧肌腱断裂能通过在纵向和横向两平面的扫查快速有效诊断。通常表现为规则的高回声纤维丝状肌腱可见不规则低回声液区和碎片。如果看到这种表现，可以通过触诊已确认的部位来进行临床确诊。也可能触诊到轻微的突然凹陷[9]，这种情况往往提示需要外科干预（图 3.1）。

注射技术：切面内冠状路径

患者体位：患者应坐位或仰卧，肘部屈曲90°，肩部外旋。放置一条毛巾在外上髁下方会令患者感到舒适。

探头位置：将探头纵向（冠状切面）放置于内上髁，探头近端靠近内上髁，以此观察屈肌总腱。向近端和远端扫查直到肱骨内上髁和屈肌总腱近端附着点（图 3.2A）。

标记：注射前标记明显的血管或肌腱。标记内上髁和鹰嘴。

进针位置：应将穿刺针平行于探头从近端到

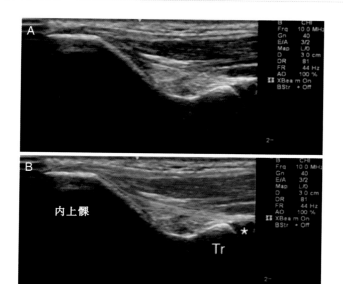

图 3.1 A. 屈肌总腱冠状切面。B. Tr 为滑车，星号标记关节间隙，橘色区域标记屈肌总腱，绿色区域标记尺侧副韧带

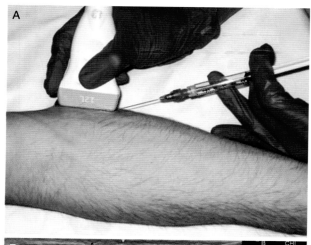

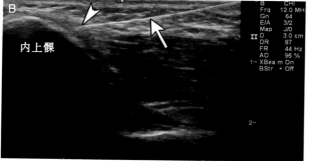

图 3.2 A. 应用切面内注射技术时，探头放置于内上髁。B. 切面内长轴路径，白色有柄箭头标记穿刺针，白色无柄箭头标记针尖，内上髁已标记

远端或从远端到近端插入。由于肌腱位置表浅，可能需要凝胶垫来帮助成像。对于经皮针松解术，将穿刺针插入肌腱本身。对于腱周注射，需要保

持穿刺针位于肌腱的上方或下方。

安全提示：对于糖皮质激素注射，在向肌腱浅层注射时要小心，因为可能引起皮下萎缩或色素脱失。对于经皮针松解术，可能引起局部出血和手术后疼痛。不要注射的太靠后方，因为后方有尺神经走行。

要点：

· 如果要进行经皮针松解术，可间歇地切换到短轴切面外成像，目的是确定穿刺针在肌腱炎范围内，前后以尺侧到桡侧的位置为界[4]。在注射局部麻醉剂、自体血注射（ABI）和富含血小板的血浆时，要在整个肌腱变性区进行反复穿孔，由于通路的增加，阻力会下降。钙化灶和骨刺应当通过反复穿刺破坏[11-13]。

物品准备：

· 高频线阵探头（10MHz 以上）。

· 25G，1.5″穿刺针。

· 0.5mL 类固醇制剂。

· 1~3mL 局部麻醉药。

· 对于经皮针松解术，使用一个较大的（18~20G）穿刺针。

· 可能包括 0.5~1mL 类固醇制剂和 1~3mL 局部麻醉剂或 2~3mL PRP 或自体全血[11,12]。

尺骨副韧带（UCL）

超声成像鉴别 UCL 病变是非常有用的，包括肌腱部分或完全断裂、撕脱性骨折和慢性 UCL 损伤及增厚。UCL 是一个短的，基底广泛的韧带，分为 3 个部分：前束、后束和横部[5]。前束保证了肘内侧的主要稳定性，并在肘关节外翻应力的过程中起关键作用[10]。在投掷运动的损伤中，无论是对于完全撕裂的手术干预还是对于部分撕裂或扭伤的保守治疗，及时诊断在决定合适的处理方法时很关键[10]。对于专业运动员来说，如果延迟诊断一个需要手术治疗的撕裂韧带，将会带来显著的负面影响，可能导致职业运动生涯的结束。

临床上，UCL 病变患者会出现肘关节内侧疼痛，沿韧带压痛，松弛度增加，伴有 30°~90° 外翻力[6]。注射糖皮质激素或 PRP 治疗的疗效并不稳定[5,11]。急性 UCL 损伤，应避免使用类固醇缓解症状，因为可能会增加韧带松弛和潜在断裂的风险[7]。在这些情况下，利多卡因注射液可用于暂时

缓解疼痛。注射糖皮质激素后，患者应接受康复训练，重点是近端肌力、主干旋转、核心和臂部力量，以及完整的运动链。一个规范正式的理疗方案将对患者十分有帮助[12]。

扫查技术及解剖标记

UCL 最佳显示位置是肘部位于 30°屈曲和前臂旋后位[4,6]。扭伤包括连续性韧带牵拉损伤（1级）、部分撕裂（2级）或完全断裂（3级）。1级扭伤时，UCL 可能表现为轻度增厚和低回声区[2]。部分撕裂表现为韧带异常增厚，并伴有内部低回声中断；低回声液区形态多变[2,9]。完全断裂或全层破裂表现为局部韧带不连续，伴有周围低回声水肿或韧带显示不清[13]。外翻缺口提示韧带部分或完全破裂。前束从内上髁前下方延伸至冠突内侧缘[2-3]。UCL 撕脱在青少年人群中更常见，表现为邻近肱骨内上髁的强回声骨性碎片[2]。重复微小创伤引起的慢性 UCL 损伤可能引起渐进性增厚、低回声病灶和钙化灶，可能导致韧带不稳定（图 3.3）[2,5]。

注射技术：切面内冠状路径

患者体位：患者应坐位或仰卧位，屈肘 30°并肩部外旋。放一条毛巾在外上髁下方，可使患者感到舒适。

探头位置：将探头纵向（冠状切面）放置于内上髁，探头近端放置于内上髁上，以此观察屈肌总腱。向近端和远端扫查直到肱骨内上髁和屈肌总腱近端附着点清晰显示（图 3.4A）。UCL 位于屈肌总腱深层。与异常 UCL 相比，正常的 UCL 显示很紧密，呈束状、高回声。异常 UCL 常表现为薄的低回声带[3]。

标记：标记 UCL 前束长度，以此确定进针路径。

进针路径：穿刺针通过切面内路径进入，从远端向近端单向注入病变韧带的低回声区[5]。

安全提示：糖皮质激素注射存在脂肪萎缩的风险。注意不要注射位置偏后，因为此处可能有

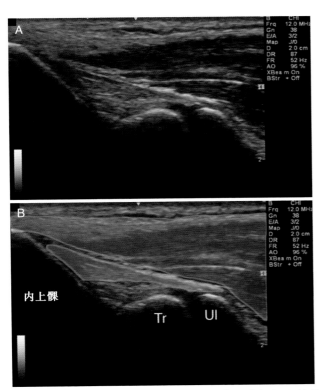

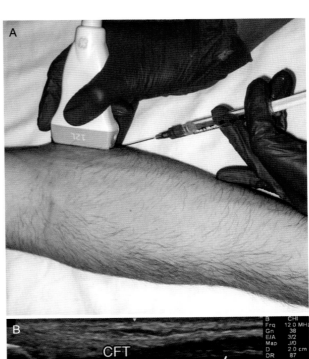

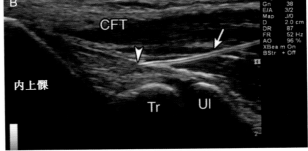

图 3.3　A. 尺侧副韧带冠状切面。B. 绿色区域标记尺侧副韧带，橘色区域标记屈肌总腱，Tr 为滑车，Ul 为尺骨，内上髁已标记

图 3.4　A. 探头放置于尺侧副韧带之上。B. 切面内长轴路径，白色有柄箭头标记穿刺针，白色无柄箭头标记针尖，Tr 为滑车，Ul 为尺骨，CFT 为屈肌总腱，内上髁已标记

尺神经走行。

要点：

· 肘外翻应力将有助于确定松弛的 UCL。

· 异常 UCL 表现为低回声区，伴有纤维的不连续。

物品准备：

· 高频线阵探头（10MHz 以上）。

· 25G，1.5″穿刺针。

· 22G 穿刺针用于或自体全血注射。

· 0.5~1mL 类固醇制剂或 2~3mL 的 PRP 或者自体全血[11-12]。

· 1~3mL 局部麻醉药。

肘部尺神经

当尺神经半脱位或其他原因引起神经病变时，超声动态成像对评估肘部尺神经非常有用[14]。在肘部，尺神经位于尺神经沟，伸展时松弛度多变。这使得尺神经在屈曲时在内上髁处于半脱位，这种情况大约发生在 20% 的人群，虽然很多可能无症状。这种移位可能诱发患者出现尺神经炎[9]。尺神经半脱位也发生在"肱三头肌断裂综合征"患者。肘部屈曲时，肱三头肌内侧头远端向外侧半脱位，引起尺神经从内上髁上方尺神经沟移位[9]。所以，尺神经受压和神经病变可以发生在尺神经沟和尺侧屈腕肌腱膜边缘。

临床上，尺神经病变患者常表现为上肢肌力减弱、手痛、尺神经走行区麻木[15]。也许很难判断尺神经受累程度，但超声引导下诊断性尺神经阻滞是一种确定尺神经是否受累的有效方法[16]。在难治性尺神经病变病例，这种方法通常用于外周神经刺激之前。此外，超声引导下尺神经局部麻醉也是一种有效的方法。这种方法通常是用于不完全臂丛神经阻滞后增强远端麻醉效果，在前臂和手部手术麻醉过程中减少止痛药的用量。

扫查技术及解剖标记

开始采用横向平面在肱骨内上髁水平由近端向远端扫描。在近端，神经呈卵圆形或三角形，伴随内部点状高回声区[16]。尺神经在横截面呈现蜂窝状，这是周围神经的典型表现[17]。此模式描述的是以低回声神经束排列神经束膜和内膜回声。确定内上髁与肱三头肌，在远端，神经变得很薄，

很难与肌腱区分，这是因为神经包含少量有髓鞘的轴突，所以外观与肌腱相仿。在长轴切面，尺神经显示为高回声管状薄层结构。神经嵌压时，尺神经增粗、水肿，回声减低，并伴随纤维状结构破坏（图 3.5）[17]。

注射技术：切面内短轴路径

患者体位：患者仰卧位，肩部外展 90°，肘屈曲接近 90°，或坐位肘屈曲 90°，手掌放在桌子上[15]。

探头的定位：把探头相对肘部尺神经横向放置（图 3.6A）。

标记：注射前标记所有血管。

进针位置：从探头尺侧（内侧）面开始。推荐使用切面内路径，可连续显示针尖。确认尺神经，然后引导穿刺针邻近神经，注入药物产生"靶环征"。寻找神经周围弥散的药物并在需要时重新定位。

安全提示：识别和避免药物注射进入尺侧返动脉。这个位置注射量应限制在 3~5mL 以减少间室综合征的发生风险。

要点：

· 不同于血管，神经是不可压缩的结构。

· 注入少量麻醉剂可以帮助定位针尖。

物品准备：

· 高频线阵探头（10 MHz 以上）。

· 25G，1.5″穿刺针。

· 3~5mL 局部麻醉药。

注射技术：切面内长轴路径

患者体位：患者仰卧，肩部外展 90°，肘屈曲接近 90°，或坐位肘屈曲 90°，手掌放在桌子上[15]。

探头定位：把探头相对肘部尺神经纵向放置（图 3.7A）。

标记：注射前标记所有血管。

进针位置：从探头尺侧（内侧）开始进针，推荐使用切面内路径，因为可连续显示针尖。寻找神经浅层的弥散药物。

安全提示：识别和避免尺侧返动脉血管内注射。这个位置注射量应限制在 3~5mL，以减少筋膜间室综合征的发生风险。

要点：

· 不同于血管，神经是不可压缩的结构。

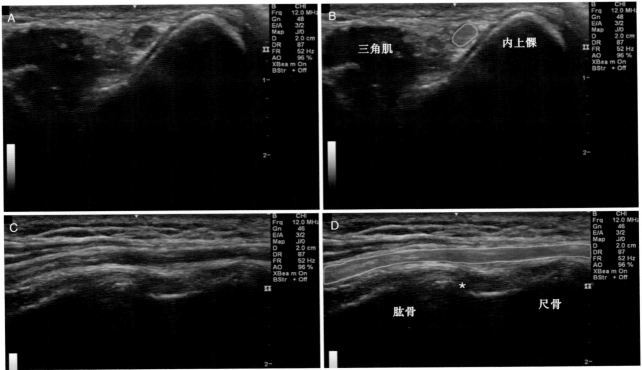

图 3.5　A. 尺神经横切面。B. 黄色区域标记尺神经，ME 标记内上髁，三角肌已标记。C. 尺神经长轴切面。黄色区域标记尺神经，星号标记关节间隙，肱骨和尺骨已标记

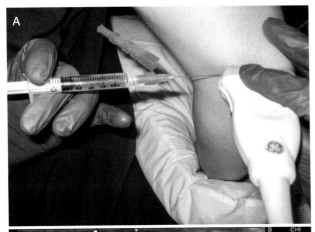

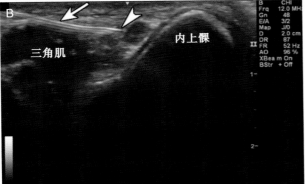

图 3.6　A. 探头放置在肘部尺神经位置。B. 切面内短轴路径，白色有柄箭头标记穿刺针，白色无柄箭头标记针尖

· 注入少量麻醉剂可以帮助定位针尖。

物品准备：

· 高频线阵探头（10MHz 以上）。

· 25G，1.5″穿刺针。

· 3~5mL 局部麻醉药。

肱骨外上髁炎（LE）

　　肱骨外上髁炎也被称为"网球肘"，是上肢常见的肌腱病变。肱骨外上髁炎可表现为伸肌总腱近端附着端的疼痛，常由于过度使用及微小血肿引起。患者常表现为腕伸肌近端附着端疼痛，尤其是在被动伸腕、手腕扭转运动及抓握动作时。体格检查可发现肱骨外上髁触诊压痛，被动性抓握、旋后、伸腕时，力量下降[18]。激发试验如 Cozen 试验和 Mill 试验可加重症状。

　　超声检查可帮助鉴别骨刺、肌腱增厚和钙化[17,18]。PNT、PRP 和糖皮质激素注射至相关肌腱内或周围在治疗肱骨外伤髁炎时具有不同的疗效（表 3.1）[19-21]。

扫查技术及解剖标记

　　患者仰卧，前臂放在腹部，或患者坐位，手

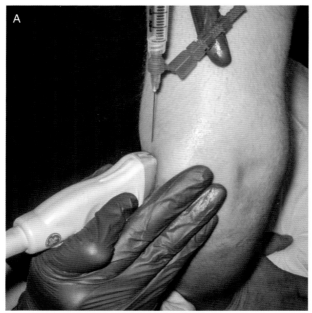

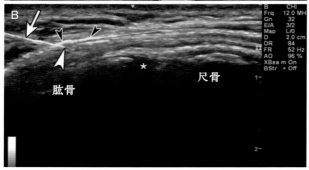

图 3.7 A. 肘部尺神经探头的位置。B. 切面内长轴路径，白色有柄箭头标记针，白色无柄箭头标记针尖，黑色无柄箭头标记注射液在神标记经鞘，星号标记关节间隙，肱骨和尺骨已标记

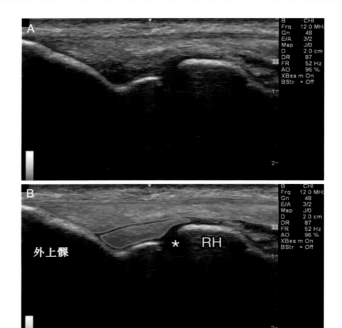

图 3.8 A. 伸总肌腱冠状切面。B. 绿色区域标记桡侧副韧带，橘色区域标记伸总肌腱，RH 为桡骨小头，星号标记关节间隙，外上髁已标记

注射技术：切面内长轴路径

患者体位：患者仰卧位，手臂内旋，肘部弯曲。患者也可以选择坐位，患侧手臂舒适地放置于桌面上，手臂放松，肘部呈 20°~40° 屈曲，前臂手掌向下。在内上髁下放置一块毛巾，使患者感到舒适。

探头位置：探头位于冠状纵切位置，探头近端位于外上髁，便于观察 CET。向近端和远端扫查，直到外上髁和 CET 起始处能清晰地显示。桡侧副韧带位于 CET 深部。如果进行 PNT 操作，转换探头至短轴切面，采用切面外方法来显示和确认肌腱变性范围内的穿刺针位置（图 3.9A）。

进针位置：穿刺针应当平行于探头插入。从近端向远端插入或从远端向近端插入。由于肌腱

臂坐放在桌面上。探头处于纵切位，和前臂方向一致，位于伸肌总腱（CET）之上，这样能够评价外上髁及 CET 近端附着点 [22]。在此可以显示 CET 在外上髁的起点，横向绕过桡骨小头。桡侧副韧带位于 CET 深层，外上髁和桡骨小头之间。CET 肌腱可能增厚、退行性变和撕裂，表现为在正常肌腱内出现局灶性或多发的线性低回声区 [9,23]。其他发现包括钙化、相邻骨皮质不连续、弥漫性肌腱回声不均匀 [18]。肘部外侧副韧带（LCL）复合体呈 Y 形，由 3 部分组成：桡侧副韧带（RCL）、外侧尺侧副韧带（LUCL）和环状韧带。RCL 从外上髁至环状韧带延伸，LUCL 从外上髁至尺骨侧旋后嵴。环状韧带从桡切迹尺侧前缘向位于骨骼后缘的尺骨侧旋后嵴走行，形成一个包绕桡骨小头和颈部的环 [24]。在桡骨小头和外上髁之间的部分肘关节位于 CET 深部（图 3.8）。

表 3.1 超声引导下经皮穿刺肌腱切断术在治疗肘部伸总肌腱炎的结果 N=52[11]

非常好	好	一般	差
30（57.7%）	18（34.6%）	1（1.9%）	3（5.8%）

非常好：整个治疗过程非常愉快，没有再改善的空间。好：整个治疗过程愉快，仍有轻度改善的空间。一般：对整个治疗结果略为不满，仍有相当的改善空间。差：对整个治疗结果不满意，没有改善或略微有改善

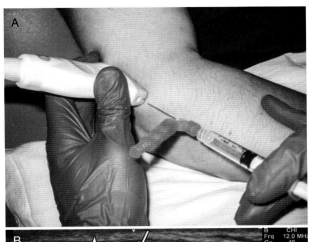

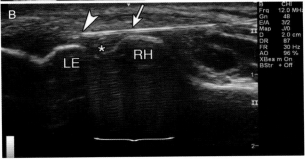

图 3.9 A. 伸总肌腱探头位置。B. 切面内长轴路径，白色有柄箭指示穿刺针，白色无柄箭头指示针尖，星号标记关节空间，括号标记穿刺针反射伪像。LE 标记肱骨外上髁，RH 标记桡骨头

表浅的特性，凝胶垫有助于显示。在进行 PNT 操作时，穿刺针插入肌腱并重复地在肌腱变性区域进行穿刺。对于肌腱周围注射，保持穿刺针位于肌腱上方或下方。肘关节可以用相同的方法来评估，进入肱骨外上髁和桡骨小头之间的空间。

安全提示： 对于糖皮质激素注射，当在肌腱浅层注射时一定要谨慎，因为这可以引起皮下萎缩或色素脱失。PNT 可以引起局部出血和术后疼痛。避开侧副韧带复合体、桡神经浅支和骨间后神经。

要点：

· 多普勒超声可能有助于确定充血和慢性肌腱炎。

· 如果进行 PNT，间歇地切换到短轴平面外平面以确定肌腱炎区域内穿刺针的前–后或桡侧–尺侧位置。

· 对于 PNT，在注射局部麻醉剂、PRP 或 AB 时，在整个肌腱炎区域反复穿刺开窗。随着通路的增加，阻力有可能下降。钙化和骨刺可以通过机械的方法破坏。

· 肘关节位于桡骨小头和外上髁之间，也可以

使用这种方法进行评价。使穿刺针呈角度向深部穿过伸肌总腱。

物品准备：

· 高频线阵探头（10MHz 以上）。

· 25G，1.5″穿刺针。

· 0.5mL 类固醇制剂。

· 1~3mL 局部麻醉药。

· 对于 PNT，使用一个较大的（18-20G）穿刺针。

· 可能包括 0.5~1mL 类固醇制剂伴随 1~3mL 局部麻醉剂或 2~3mL PRP 或自体全血注射[19,21]。

桡神经和骨间后神经

骨间后神经（PIN）卡压神经病变，位于旋后肌群深部或附近，被称为旋后肌综合征、后骨间综合征或桡管综合征[25]。骨间后神经是桡神经的终端运动支[26]。旋后肌的肥大可造成骨间后神经压迫。当肘部伸展，旋后肌与肱二头肌协同作用完成前臂旋后的动作。此外，在 Fröhse 弓部位 PIN 可以被纤维束或桡侧血管返支包裹绑定。软组织肿块，如骨膜脂肪瘤和深神经节可压迫神经[27-29]。桡骨头颈骨折，包括孟氏骨折脱位，可能会移位和压迫从桡管穿过的 PIN[30]。PIN 是单纯的运动神经，但患者常常有外上髁钝痛和烧痛，与外上髁炎非常相似，通常由临床表现或通过神经阻滞进行诊断。桡神经支配桡侧腕长伸肌、桡侧腕短伸肌和肱桡肌支，而 PIN 支配旋后肌、指总伸肌、小指伸肌、尺侧腕伸、拇长展肌、拇短伸肌和拇长长肌、示指固有伸肌。因此，桡侧伸腕应该被保留下来，比起经典的桡侧"垂腕"，患者多存在"垂指"的特征[30]。通过前臂被动旋后或主动旋前可能激发症状。也可能有 Tinel 征阳性[26]。

扫查技术及解剖标记

将探头按照轴位放置在肘部平面。桡神经走行于肱桡肌和肱肌之间，然后分叉成浅部感觉支和位于外上髁前方的深支（PIN）。横向扫查这些分支，直到末端。此时，可以看到 PIN 进入桡管，并从旋后肌的浅部和深部之间穿过。桡管的顶部被称为 Fröhse 弓。

PIN 也可以通过前臂的旋前旋后来评估，将探头按短轴切面放置于旋后肌上[25-26]。

受压的神经通常表现为卡压部位及卡压近端增大和回声减低[26]。桡骨骨折后，神经可能由周围的低回声瘢痕组织环绕（图 3.10）[30]。

注射技术：切面内短轴路径

患者体位：患者坐位，患侧手臂放松置于桌面上，肘部弯曲，前臂中立或旋前。

探头位置：探头相对于 PIN 横向放置于肱骨远端，外侧可定位桡神经。沿着这条神经向远端扫查，直到它分叉为浅感觉支和 PIN（图 3.11A）。

标记：注射前标记所有明显血管。

针位：采用切面内方法，从探头尺侧（外侧）向桡侧（内侧）插入穿刺针，横向指向 PIN。确认 PIN 走行进入 Fröhse 弓，并且从远端桡侧分叉追踪。引导针尖走向神经附近，然后注射药物，产生"靶环征"。

安全提示：确定桡神经浅支和桡返动脉血管，避免血管内注射。

要点：

· 注入少量麻醉剂可以帮助定位针尖。

· 调整前臂旋前或旋后以显示最佳 PIN 成像。

物品准备：

· 高频线阵探头（10MHz 以上）。

· 22~25G，1.5"穿刺针。

· 1~3mL 局部麻醉药[31]。

尺骨鹰嘴滑囊炎

尺骨鹰嘴滑囊炎是最常见的浅表性滑囊炎[32]。病因包括重复机械应力、外伤、感染或全身性炎症如痛风、假性痛风病、类风湿关节炎引起的炎症[33]。超声评价鹰嘴滑囊的位置、深度和大小，同时为抽吸和治疗性注射提供引导[5]。尺骨鹰嘴滑囊炎经典表现是肘后部位单侧肿胀，伴或不伴有疼痛。无菌性滑囊炎一般无痛，化脓性滑囊炎往往疼痛且伴有蜂窝织炎的改变[5,33]。

扫查技术及解剖标记

尺骨鹰嘴滑囊是一个解剖学上的潜在空间，位于尺骨鹰嘴近侧和伸肌表面皮下组织之间。通

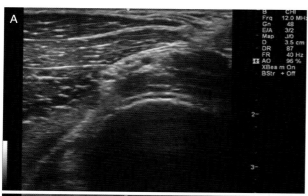

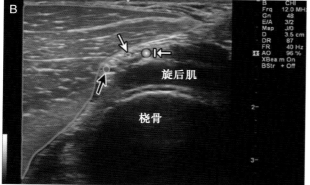

图 3.10 A. 桡神经分支的横切面（轴向切面）。B. 白色箭标记桡神经浅支，黑色箭头标记骨间后神经，橘色区域标记肱桡肌，白色有柄箭头标记血管，旋后肌和桡骨已标记

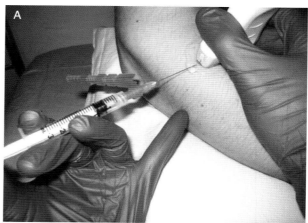

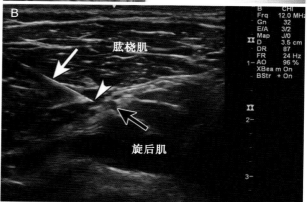

图 3.11 A. 探头位置位于桡神经分支上；B. 白色有柄箭头标记穿刺针，白色无柄箭头标记针尖，黑色箭头标记骨间后神经，肱桡肌和旋后肌均已标记

常，滑囊表现为一个薄的低回声区，周围包绕着高回声滑膜。在这种潜在的空间里，液体聚集替代后位脂肪垫，而形成一个膨胀性的液体聚集区，表现出无回声或低回声[34]。在横向切面中，关节内的液体是由脂肪垫移位来证明，髁上损伤经常可以检测到[35]。通过压缩性、动态的液体流动性，区别于低回声的软骨[34]。肘部弯曲90°时，在肱三头肌肌腱内侧或外侧可探及鹰嘴隐窝。当肘关节在屈曲时，诊断性超声更加敏感；超声可以确定1~3mL关节积液，而如果要在平片上确定后脂肪垫需要积液量达到5~10mL[34]。抽吸被用于滑膜囊减压，特别是非常疼痛、妨碍日常活动或者外形异常时。当怀疑发生感染或结晶性关节病时它可提供诊断性分析[33]。

首先，将探头平行于肱三头肌和肌腱放置，确认鹰嘴关节隐窝，鹰嘴窝和后位脂肪垫。向下移动探头，将会发现鹰嘴滑囊。旋转探头到短轴切面，确认在肱骨内上髁髁后沟（尺神经沟）内的尺神经。多普勒可以通过局部的丰富血供，确认滑囊内活动性炎性[3,36]。鹰嘴滑囊炎具有局部丰富血供，并伴有滑囊壁的膨胀[37]。慢性滑囊炎的滑膜壁增厚，并表现为高回声（图3.12）。

注射技术：切面内轴向路径

患者体位：将患侧手臂放在桌面上，肘部弯曲至90°。

探头位置：在滑囊上横向放置探头（图3.13A）。

标记：确认肘管和尺神经将会有帮助，标记三头肌的边界。

进针位置：穿刺针应当在切面内途径由桡侧向尺侧插入，由远及近，或由近及远。后方关节内肘部注射也可以在这个位置进行，而目的是插入鹰嘴和滑车之间的间隙[38]。

安全提示：从伸肌穿入的鹰嘴滑膜囊抽吸，可能存在水肿复发和窦道形成的风险[39,40]。如果怀疑化脓或者感染，在诊断明确前不应使用类固醇注射。

要点：

从外侧路径抽吸：穿刺针呈角度插入滑囊内，采用"之"字形（zigzag）进针路线，以避免在皮肤和皮下形成窦道。

· 后外侧路径可避免损伤尺神经。

· 多普勒模式能够帮助确认充血。

· 超声探头加压可使鹰嘴滑囊压缩。

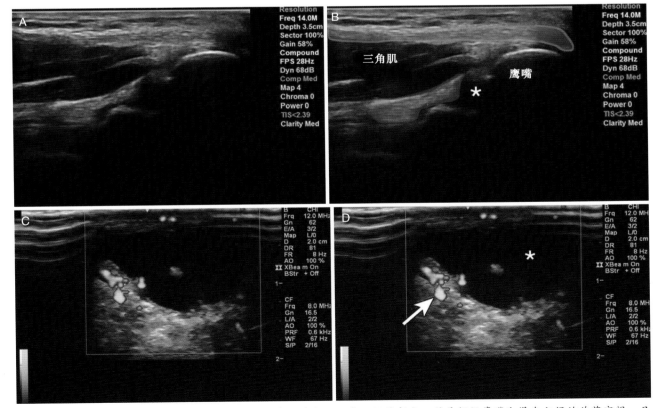

图3.12　A.后肘矢状切面。B.三角肌已标记，橘色区域标记三角肌肌腱部分，星号标记鹰嘴和滑车之间的关节空间。品红色区域标记脂肪垫，鹰嘴已标记。C.鹰嘴滑囊横切面。D.白色箭头标记充血部位，星号标记滑囊内低回声的积液

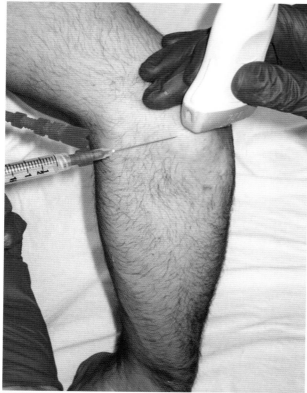

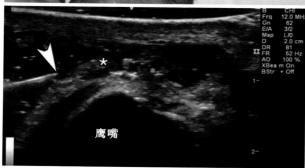

图3.13　A.采用切面内路径注射技术，将探头位置位于鹰嘴上。B.切面内路径，白色无柄箭头标记针尖位置，星号标记积液充填的滑囊，鹰嘴已标记

· 避免肌腱和神经血管内注射。

积液内的点片高回声表明出血、感染或化脓等[41]。

物品准备：

· 高频线阵探头（10MHz以上）。

· 18~20G，1.5″穿刺针。

· 0.5mL类固醇制剂。

· 1~3mL局部麻醉药[31]。

参考文献

[1] AIUM practice guideline for the performance of a muscu-loskeletal ultrasound examination. Journal of ultrasound in medicine, 2012, 31(9):1473−1488.

[2] Tran N, Chow K. Ultrasonography of the elbow. Semin Musculoskelet Radiol, 2007, 11(2):105−116.

[3] Martinoli C, Bianchi S, Giovagnorio F, et al. Ultrasound of the elbow. Skeletal Radiol, 2001, 30(11):605−614.

[4] Lee KS, Rosas HG, Craig JG. Musculoskeletal ultrasound: elbow imaging and procedures. Semin Musculoskelet Radiol, 2010, 14(4):449−460.

[5] Banffy MB, ElAttrache NS. Injection therapy in the management of musculoskeletal injuries: the elbow. Oper Tech Sports Med, 2012, 20(2):124−131.

[6] Ciccotti MC, Schwartz MA, Ciccotti MG. Diagnosis and treatment of medial epicondylitis of the elbow. Clin Sports Med, 2004, 23(4): 693−705.

[7] Piligian G, Herbert R, Hearns M, et al. Evaluation and management of chronic work-related musculoskeletal disorders of the distal upper extremity. Am J Ind Med, 2000, 37(1): 75−93.

[8] Suresh SP, Ali KE, Jones H, et al. Medial epicondylitis: is ultrasound guided autologous blood injection an effective treatment. Br J Sports Med, 2006, 40(11):935−939.

[9] Bodor M, Fullerton B. Ultrasonography of the hand, wrist, and elbow. Phys Med Rehabil Clin N Am, 2010, 21(3):509−531.

[10] Callaway GH, Field LD, Deng XH, et al. Biomechanical evaluation of the medial collateral ligament of the elbow. J Bone Joint Surg Am, 1997, 79(8):1223−1231.

[11] Podesta L, Crow SA, Volkmer D, et al. Treatment of partial ulnar collateral ligament tears in the elbow with platelet-rich plasma. Am J Sports Med, 2013, 41(7):1689−1694 [Epub ahead of print].

[12] Van Hofwegen C, Baker 3rd CL, Baker Jr CL. Epicondylitis in the athlete's elbow. Clin Sports Med, 2010, 29(4): 577−597.

[13] Jacobson JA, Propeck T, Jamadar DA, et al. US of the anterior bundle of the ulnar collateral ligament: fi ndings in five cadaver elbows with MR arthrographic and anatomic comparison-initial observations. Radiology, 2003, 227(2): 561−566.

[14] Beekman R, Schoemaker MC, Van Der Plas JP, et al. Diagnostic value of high-resolution sonography in ulnar neuropathy at the elbow. Neurology, 2004, 62(5):767−773.

[15] Beekman R, Visser LH, Verhagen WI. Ultrasonography in ulnar neuropathy at the elbow: a critical review. Muscle Nerve, 2011, 43(5):627−635.

[16] Gray AT. Ultrasound-guided regional anesthesia: current state of the art. Anesthesiology, 2006, 104(2):368−373.

[17] Smith J, Finnoff JT. Diagnostic and interventional musculoskeletal ultrasound: part 2. Clinical applications. PM R, 2009, 1(2):162−177.

[18] Levin D, Nazarian LN, Miller TT, et al. Lateral epicondylitis of the elbow: US fi ndings. Radiology, 2005, 237(1):

230–234.

[19] McShane JM, Shah VN, Nazarian LN. Sonographically guided percutaneous needle tenotomy for treatment of common extensor tendinosis in the elbow. J Ultrasound Med, 2008, 27(8):1137–1144.

[20] McShane JM, Nazarian LN, Harwood MI. Sonographically guided percutaneous needle tenotomy for treatment of common extensor tendinosis in the elbow. J Ultrasound Med, 2006, 25(10):1281–1289.

[21] Mishra A, Pavelko T. Treatment of chronic elbow tendinosis with buffered platelet-rich plasma. Am J Sports Med, 2006, 34(11):1774–1778.

[22] AIUM practice guideline for the performance of the musculoskeletal ultrasound examination. Laurel: American Institute of Ultrasound in Medicine. http://www.acr.org/SecondaryMainMenuCategories / quality_safety / guidelines / us / us_msculoskeleta.aspx . Accessed 20 Feb 2012. (In other publications this is cited as originally cited: AIUM practice guideline for the performance of the musculoskeletal ultrasound examination. October 1, 2007. Laurel: American Institute of Ultrasound in Medicine.)

[23] van Holsbeeck MT, Introcaso JH. Musculoskeletal ultrasound. 2nd ed. St. Louis: Mosby, 2001.

[24] Augusto P, Teixeira G, et al. Ultrasound assessment of the lateral collateral ligamentous complex of the elbow: imaging aspects in cadavers and normal volunteers. Eur Radiol, 2011, 21(7):1492–1498.

[25] Beggs I, Bianchi S, Bueno A, et al. Elbow//ESSR Ultrasound Group Protocols. Musculoskeletal ultrasound technical guidelines. European Society of Musculoskeletal Radiology, Vienna, Austria, 2012: p. 1–6. http://www.essr.org/html/img/pool/elbow. pdf .

[26] Bodner G, Harpf C, Meirer R, et al. Ultrasonographic appearance of supinator syndrome. J Ultrasound Med, 2002, 21(11):1289–1293.

[27] Dang AC, Rodner CM. Unusual compression neuropathies of the forearm. Part I: radial nerve. J Hand Surg Am, 2009, 34(10): 1906–1914.

[28] Hamdi MF, Aloui I, Allagui M, et al. Letter to Editor: Paralysis of posterior interosseous nerve caused by parosteal lipoma. Neurol India, 2010, 58(2):319–320.

[29] Lubahn J, Cermak M. Uncommon nerve compression syndrome of the upper extremity. J Am Acad Orthop Surg, 1998, 6: 378–386.

[30] Bianchi S, Martinoli C, Elbow//Bianchi S, Martinoli C, et al. Ultrasound of the musculoskeletal system, Medical radiology. Berlin/Heidelberg: Springer, 2007: 349–407.

[31] Frenkel O, Herring AA, Fischer J, et al. Supracondylar radial nerve block for treatment of distal radius fractures in the emergency department. J Emerg Med, 2011, 41 (4): 386–368.

[32] Pien FD, Ching D, Kim E. Septic bursitis: experience in a community practice. Orthopedics, 1991, 14(9):981–984.

[33] Aaron DL, Patel A, Kayiaros S, et al. Four common types of bursitis: diagnosis and management. J Am Acad Orthop Surg, 2011, 19(6):359–367.

[34] De Maeseneer M, Jacobson JA, Jaovisidha S, et al. Elbow effusions: distribution of joint fl uid with fl exion and extension and imaging implications. Invest Radiol, 1998, 33(2): 117–125.

[35] Barr LL, Babcock DS. Sonography of the normal elbow. AJR Am J Roentgenol, 1991, 157(4):793–798.

[36] Koski JM. Ultrasonography of the elbow joint. Rheumatol Int, 1990, 10(3):91–94.

[37] Radunovic G, Vlad V, Micu MC, et al. Ultrasound assessment of the elbow. Med Ultrason, 2012, 14(2):141–146.

[38] Louis LJ. Musculoskeletal ultrasound intervention: principles and advances. Radiol Clin North Am, 2008, 46 (3): 515–533.

[39] Del Buono A, Franceschi F, Palumbo A, et al. Diagnosis and management of olecranon bursitis. Surgeon, 2012, 10(5): 297–300.

[40] Stell IM. Septic and non-septic olecranon bursitis in the accident and emergency department-an approach to management. J Accid Emerg Med, 1996, 13(5):351–353.

[41] Finlay K, Ferri M, Friedman L. Ultrasound of the elbow. Skeletal Radiol, 2004, 33(2):63–79.

E. Lin, MD
Kessler Institute for Rehabilitation, West Orange, NJ, USA
e-mail: lin.emerald@gmail.com

K. Aligene, MD
Department of Rehabilitation Medicine,
Icahn School of Medicine at Mount Sinai, New York, NY, USA
e-mail: kaligene@gmail.com

J.S. Kirschner, MD, FAAPMR, RMSK
Interventional Spine and Sports Medicine Division,
Department of Rehabilitation Medicine,
Icahn School of Medicine at Mount Sinai, New York, NY, USA
e-mail: jonathan.kirschner@mountsinai.org

腕部和手部

David A. Spinner, Melissa I. Rosado

腕部和手部是应用肌骨超声的理想区域，因为这个部位组织结构表浅，并且可以灵活应用探头进行动态扫查。该部位的常见病变包括腕背部肌腱滑膜炎、肌腱断裂、囊肿、神经受压病变和关节炎。

腕管综合征（CTS）

腕管位于腕部掌侧，是上肢最常发生神经压迫的部位[1]。腕管综合征（carpal tunnel syndrome，CTS）的症状包括疼痛、感觉异样、最终大鱼际萎缩。腕管内压力升高，水肿状态或者直接神经损伤是主要的致病原因。患者经常有拇指、示指、中指掌侧以及环指桡侧部分夜间感觉异常。激发试验例如腕管压迫或Tinel征和Phalen征有助于再现症状。临床诊断需要根据病史、物理检查、神经电生理检查或者超声测量横断面积[2]。腕管内糖皮质激素注射已被证实能够改善疼痛、感觉异常以及肢体功能[3-5]。

扫查技术及解剖标记

患者坐位，肘部屈曲90°掌心朝上，手部放松。用一条毛巾垫在腕部下方，使腕部处于轻度伸展位。腕管位于腕远端横纹的远端。探头放置于腕远端横纹，并显示正中神经的短轴切面。腕管的骨性边缘包括桡侧的舟骨和大多角骨，尺侧的钩骨和豌豆骨。腕横韧带或屈肌支撑带形成腕管的浅层顶壁。腕管内包含指深屈肌腱、指浅屈肌腱、拇长屈肌和正中神经。确认类似蜂巢表现的正中神经横断面。相对于周围高回声的肌腱横断面，正中神经横断面一般表现为低回声。可以倾斜探头以调整肌肉回声的各向异性。在没有合适的扫查角度时，神经会持续显示，但屈肌腱可

能消失。让患者运动屈肌腱来评价粘连，这可能会需要水分离术。一定要扫查腕管尺侧边，以观察尺动脉和神经，扫查腕管桡侧边以确认桡动脉（图4.1）[6-7]。

注射技术：切面内短轴尺侧路径[8]

患者体位：患者坐位，患侧手臂放置于桌面上保持放松状态。可以放置一条毛巾在腕部下方，使腕部保持轻度伸展位。

探头位置：探头放置于腕部正中神经短轴切面。向近端和远端扫查直到神经清楚地显示于腕横韧带下方，几乎位于豌豆骨水平（图4.2A）。

标记：确认和标记尺神经和动脉，向该结构的桡侧和深部插入穿刺针。

进针位置：穿刺针应当从腕横纹的尺侧插入，并且平行于探头，以获得最佳显示。一些操作者尝试使穿刺针尽可能地接近神经，但部分操作者

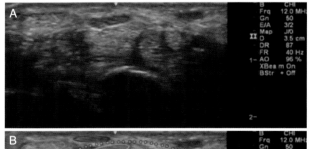

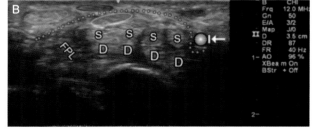

图4.1 A. 腕管短轴切面。B. 桔色的椭圆形标记桡侧腕屈肌；紫色椭圆形标记掌长肌；黄色椭圆形标记正中神经；FPL标记拇长屈肌；D和S标记指浅屈肌联合八条肌腱；白色带标箭头标记尺动脉；绿色点线标记屈肌支撑带

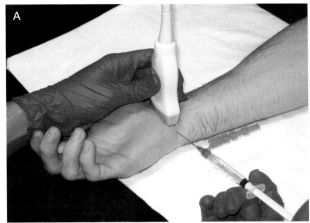

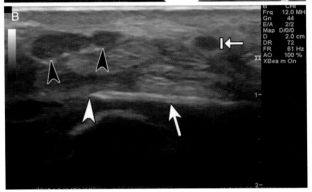

图 4.2　A. 探头位于腕管上，采用尺侧注射技术。B. 切面内路径。黑色无柄箭头标记正中神经裂，白色无柄箭头标记针尖，白色有柄箭头标针道，白色带标有柄箭头标记尺动脉

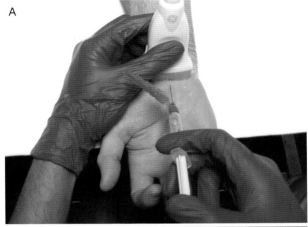

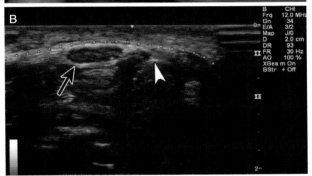

图 4.3　A. 探头位置位于腕管之上。B. 切面外路径。白色无柄箭头标记针尖，黑色有柄箭头标记正中神经，绿色点线标记屈肌支持带

对此有争论，因为腕管空间有限，不论在哪里注射可能都是有效的。尚无研究对这些方法进行比较。如果存在粘连，一些操作者用水分离法使神经与屈肌支持带或者屈肌腱分离。

注射技术：切面外短轴切面[9]

患者体位：患者坐位，患侧手臂放置于桌面上，保持放松状态。可以放置一条毛巾在腕部下方，使腕部保持轻度伸展位。

探头位置：探头放置于腕部正中神经短轴切面，使探头中央位于正中神经之上（图 4.3A）。

标记：在注射前标记血管或肌腱。

进针位置：穿刺针应当从超声探头中心以一个陡峭的角度进入，直接进入正中神经相邻的区域，针尖显示为一个高回声的光点，将注射物注射到神经周围。这种方法一般不使用水分离术，因为无法显示完整的针道。

安全提示：正中神经掌皮支位于屈肌支持带近端，采用桡侧路径时，是一个潜在的损伤位置，因

此一般推荐尺侧路径。尺神经掌皮支在屈肌支撑带浅层走行，采用切面内尺侧路径时，该位置是一个潜在的损伤路径[10]。正中神经位置非常表浅，因此一般推荐切面内路径来优化路径显示，减少神经损伤。在局部麻醉的持续时间内，患者可能出现手部麻木等症状。治疗后，不应进行驾驶等活动。

要点：

· 正中神经受到各向异性的影响，但不如周围的肌腱多变。神经的显示可通过伸展和屈曲手指或手腕、切换探头到短轴切面来调整切面。

· 向近端追踪神经至前臂有助于将它和掌长肌腱区别。

· 采用斜的凝胶垫可能有助于小手腕的操作。

· 多普勒模式有助于确定血管结构，比如固定的正中动脉[11]。

物品准备：

· 高频线阵探头（10MHz 以上）。

· 25G，1.5″穿刺针。

· 0.5mL 类固醇制剂。

· 1~3mL 局部麻醉药。

远侧桡尺关节（DRUJ）

尽管不常见，远侧桡尺关节可能是尺侧腕部疼痛的原因[12]。远侧桡尺关节的作用为使前臂旋后和内转，并稳定腕部。远侧桡尺关节疼痛的常见原因为关节炎[13]。症状包括疼痛和无力。确认远侧桡尺关节疼痛的注射通常是在 X 线透视下进行的。超声引导能够使穿刺针准确地插入这个狭窄的关节间隙（表 4.1）。

表 4.1　超声引导下远端桡尺关节注射

研究	作者	准确率
超声引导	Smith，等[35]	100%

扫查技术及解剖标记

患者坐位，肘部轻微弯曲，前臂内转，手部休息位，舒适放置。远侧桡尺关节位于腕背部第四、五伸肌间隔深部。探头横向放置，显示位于桡骨背结节和尺骨远端上的第四、五伸肌短轴。显示位于远侧桡尺关节上的小指伸肌（图 4.4）[14-15]。

注射技术：切面内短轴路径[9]

患者体位： 患者坐位，患侧手臂舒适置于桌上，腕部和手部内转，手掌向下。

探头位置： 探头横向轴位置于腕部第四、五伸肌间隔上方，位于尺骨茎突和桡骨背结节水平(图 4.5A)。

标记： 确认尺骨茎突和桡骨背结节有助于明确骨性解剖结构和探头放置位置。确认第五伸肌间隔有助于避免穿刺针插入小指伸肌。

穿刺针位置： 穿刺针应平行探头插入小指伸肌尺侧，以优化穿刺针显示。穿刺针应当插入小指伸肌深层，并且指向位于尺骨和桡骨之间的远侧桡尺关节凸起。

安全提示： 在将穿刺针插入小指伸肌下方前，多普勒超声有助于确认前骨间动脉的背侧支，这个分支和尺背侧皮神经横支走行于血管神经束[12,16]。

要点：

· 如果由于尺骨茎突很难获得合适的穿刺针角度，可以采用倾斜凝胶垫。

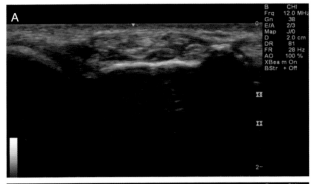

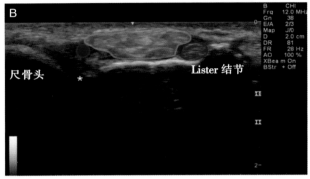

图 4.4　A. 背侧远端桡尺关节短轴切面。B. 星号标记远端桡尺关节；紫色圆圈标记第三伸肌间隔（拇长伸肌）。橘色标记第四伸肌间隔（指伸肌和示指伸肌）；品红色圆圈标记第五伸肌间隔（小指伸肌）

· 多普勒模式有助于确认血管结构。

· 伸展手指有助于提高周围解剖结构的辨认度。

物品准备：

· 高频线阵探头（10MHz 以上）。

· 25G，1.5″穿刺针。

· 0.5mL 类固醇制剂。

· 1~3mL 局部麻醉药。

第一伸肌间隔

桡骨茎突狭窄性腱鞘炎（Dequervain 病）是发生在第一背伸肌间隔的一种拇长展肌（APL）和拇短伸肌（EPB）的肌腱滑囊炎，伴有明显疼痛。Dequervain 病通常被认为是由于过度使用或者腱鞘直接受到损伤所导致[17]。症状包括手部、腕部和大拇指活动性疼痛（牵涉到拇指外展和伸直的活动）。激发试验例如 Finkelstein 法可能能够复制症状。诊断需要根据病史和物理检查。糖皮质激素注射能够改善疼痛症状和肢体功能（表 4.2）[15,18,19]。

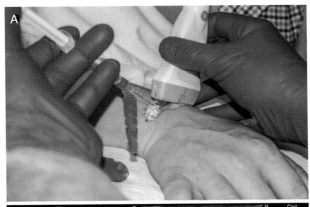

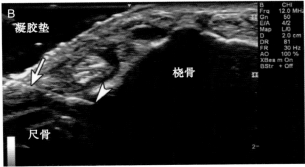

图4.5 A.探头位置位于远端桡尺关节，并采用凝胶垫技术。B.切面内路径。白色无柄箭头标示针尖，白色有柄箭头标示穿刺针，凝胶垫、桡骨和尺骨已标记

表4.2 超声引导下第一背侧间隔注射缓解率

研究	作者	随访症状缓解率
超声引导	Jeyapalan，等[36]	94%

扫查技术及解剖标记

患者坐位，肘部弯曲，腕部和手部放于自然位置，桡骨茎突向上。第一伸肌间隔位于桡骨茎突上。探头横向放置，短轴位于桡骨茎突上。拇长展肌和拇短伸肌肌腱穿行于此间隙，由一个分隔分离。拇长展肌更靠近掌侧。向远端扫查，可显示这两个肌腱分离，走向各自的附着端。向近端扫查可以显示这两个肌腱并行。这个间隙由伸肌支持带覆盖。进行横切或纵切扫查时，腱鞘增厚可能会很明显；甜甜圈征可能提示滑囊炎（图4.6）[20-21]。

注射技术：切面内长轴路径

患者体位：患者坐位，患侧手臂休息位舒适放置于桌面上。手部放置于自然位置，桡骨茎突向上。

探头位置：将探头长轴放置于桡骨茎突和拇长展肌肌腱上（图4.7A）。

标记：确认和标记所有静脉和位于第一背侧间隔掌侧的桡动脉。

进针位置：穿刺针平行于探头插入，以利于穿刺针显示。针尖插入拇长展肌和拇短伸肌肌腱上方的腱鞘内。

注射技术：切面外短轴路径

患者体位：患者坐位，患侧手臂舒适放置于桌面上。使手处于自然位置，桡骨茎突向上。

探头位置：将探头横放于桡骨茎突上，显示短轴切面，向近端和远端扫查，直到清晰地显示在同一间隔中走行的拇长展肌和拇短伸肌（图4.8A）。

标记：确认和标记任何静脉和位于第一背侧间隔掌侧的桡动脉。

进针位置：沿垂直于探头方向插入穿刺针。目标点是包裹拇长展肌和拇短伸肌的腱鞘。

安全提示：存在的风险包括：出血延长、感染、肌腱断裂、过敏性反应、疼痛加重和功能降低。如果使用糖皮质激素，存在的风险包括：软组织萎缩和注射局部皮肤色素脱失。

要点：

· 桡神经浅支位于第一背侧间隔，可能会暂时性地通过局部麻醉药物阻滞。

· 标准探头的皮肤接触面太大而不能完全覆盖第一背侧间隙的短轴切面，一个倾斜的凝胶垫技术有助于穿刺针的显示。

· 多普勒成像能够帮助确认血管。

物品准备：

· 高频线阵探头（10MHz以上）。

· 25G，1.5″穿刺针。

· 0.5mL类固醇制剂。

· 1~3mL局部麻醉药。

舟骨大多角骨（STT）关节

舟骨大多角骨关节位于腕部桡侧。舟骨大多角骨关节痛是腕部疼痛的主要原因。但是在这个腕部的复杂结构区进行准确诊断很困难[22]。舟骨大多角骨关节会引起腕部背侧或掌侧疼痛，并且和第一腕掌关节的疼痛相似[23]。患者常表现为深部关节性疼痛。尚无特异性的舟骨大多角骨疼痛的激发试验；但是直接触摸掌侧舟骨大多角骨关节能够重新产生疼痛[24-25]。仅仅依靠病史和查体，诊

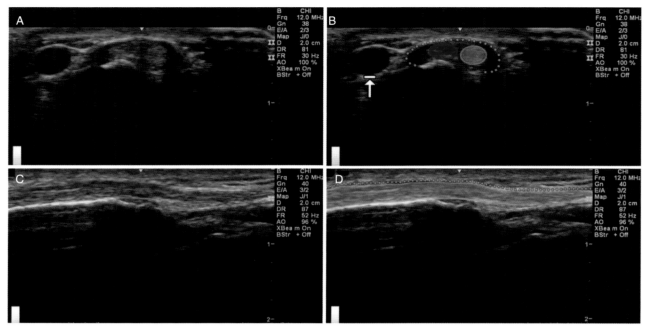

图 4.6　A. 第一伸肌间隙短轴切面。B. 紫色圆圈标记拇长展肌；橘色圆圈标记拇短展肌；绿色点线标记伸肌支持带；箭头和短线标记桡动脉。C. 第一伸肌间隙长轴切面。D. 橘色标记拇长展肌和拇短展肌；绿色点线标记伸肌支持带

断仍然困难。舟骨大多角骨关节内注射能够缓解症状，并且可作为一种诊断方法(表 4.3)。

表 4.3　超声引导和触诊引导舟骨、大多角骨
关节内注射的准确率

研究	作者	准确率
触诊引导	Smith，等[37]	80%
触诊引导	Smith，等[37]	80%

扫查技术及解剖标记

　　患者坐位，肘部弯曲，手部舒适放于旋后位置。高频线阵探头以长轴放于桡骨远端，沿高回声的桡骨向远端扫查，直到确认腕舟关节，继续向远端扫查直到确认大多角骨及腕掌关节。活动拇指能够帮助确认腕掌关节。桡侧腕屈肌腱可以在舟骨大多角骨关节浅层显示。多普勒成像可以用于确认桡动脉掌浅弓（图 4.9）。

注射技术：切面外长轴路径

　　患者体位：患者坐位，手臂舒适置于桌面上。手部位于旋后位置。

　　探头位置：开始时，探头以长轴放置于桡骨上，然后向远端扫查，直到清晰地显示舟骨、大多角骨、腕掌关节和桡侧腕屈肌腱（图 4.10A）。

　　标记：如果能够确认桡动脉掌浅弓，标记它，然后调整探头和穿刺针，避免损伤。

　　穿刺针位置：穿刺针从探头桡侧面中心垂直于探头插入。进针角度约为 45°，直到看见针尖进入关节，针尖显示为一个明亮的高回声亮点。

　　安全提示：在进针前，采用多普勒超声帮助确认桡动脉掌浅弓。

　　要点：

　　·腕部轻轻伸直，向桡侧或尺侧偏离可能有助于打开关节间隙。

　　物品准备：

　　·高频线阵探头（10MHz 以上）。

　　·25G，1.5″穿刺针。

　　·0.5mL 类固醇制剂。

　　·1~3mL 局部麻醉药。

腕背侧、掌侧和伸肌腱鞘囊肿

　　腱鞘囊肿是一种软组织包块，出现在腕背侧或掌侧面。它们是由随机组成的胶原覆盖物包含黏液组成，其内没有滑膜衬里，并和关节腔通过一个小茎相连[28]。腱鞘囊肿患者的临床表现为无痛性包块、腕部疼痛、抓握力减弱，如果有神经压迫，会出现麻痹。在检查中，腕部腱鞘囊肿常常表现为 1~2cm 囊性结构、活动度差、有弹性感。

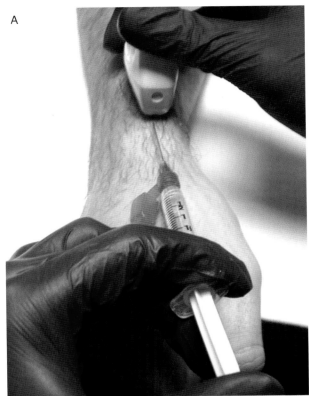

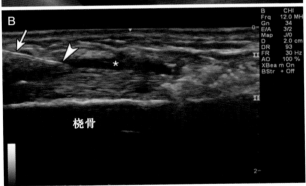

图 4.7 A. 探头纵向位于第一伸肌间隙。B. 切面内路径。白色无柄箭头标记穿刺针尖，白色有柄箭对标记穿刺针，星号标记注射物充填腱鞘，桡骨已标记

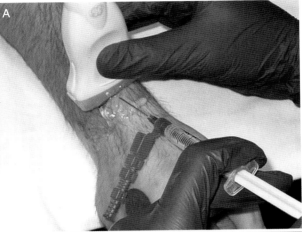

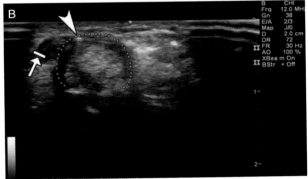

图 4.8 A. 探头横向位于第一伸肌间隙。B. 切面外路径。白色无柄箭头标记针尖，绿色点线标记腱鞘，白色有柄带标箭头标记桡动脉

一旦确认舟骨，旋转探头以获得舟骨短轴切面，这时月骨位于尺侧。大部分腱鞘囊肿超声表现包括边界清晰、壁厚、后回声增强以及有分隔或小腔形成[29]。

扫查技术及解剖标记：掌侧或屈肌腱鞘

在检查腕掌侧时，使患者前臂旋后，可以在腕部下方垫一块毛巾使腕部轻度伸展。大约20%的腱鞘囊肿出现在腕部掌侧，起源于桡腕关节或舟骨大多角骨关节[30]。探头以长轴放置于桡骨远端直到确认桡腕关节。注意桡动脉的近端（图4.11）。

注射技术：切面内短轴路径

患者体位：患者坐位，患侧腕部放松，放置于桌面上。对于背侧囊肿，前臂旋前放置；对于掌侧或者屈肌腱鞘囊肿，前臂旋后放置。

探头位置：探头长轴放置于腱鞘囊肿，并使囊肿位于屏幕中央。通过短轴切面来确认穿刺针位置（图4.12A）。

临床表现和体格检查足以做出诊断[26]。治疗包括无症状的囊肿观察或者有症状的囊肿进行抽吸或手术切除。因为可能存在桡动脉和正中神经返支等邻近结构损伤，超声引导下的抽吸已经被推荐应用于掌侧腱鞘囊肿的治疗[27]。

扫查技术及解剖标记：背侧

患者坐位，肘部弯曲至90°，前臂手掌向下，手部放松。腱鞘囊肿最常见的部位是腕背部，60%~70%发生在舟月韧带[28]。一开始，探头以长轴放置于桡骨远端，并向远端扫查，直到确认舟骨。

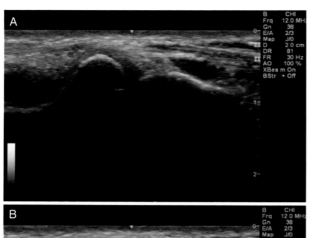

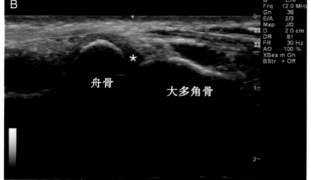

图 4.9　A. 舟骨大多角骨关节掌侧面矢状切面。B. 橘色区域标记桡侧腕屈肌，横跨舟骨浅层，并且走向第二掌骨，星号标记舟骨大多角骨关节，舟骨和大多角骨已标记

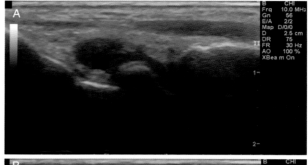

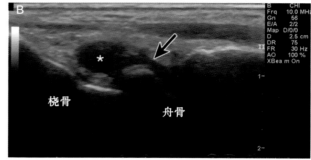

图 4.11　A. 桡骨远端和舟状骨的背侧长轴切面。B. 星号标记腱鞘囊肿。黑色箭头标记与腕关节的连接

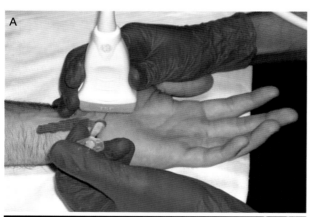

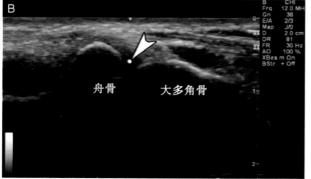

图 4.10　A. 探头纵向位于舟骨大多角骨关节。B. 切面外路径。白色无柄箭头标记穿刺针尖。舟骨和大多角骨已标记

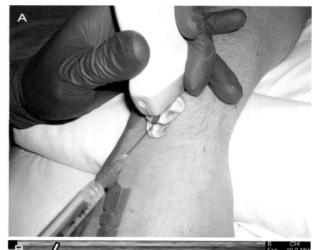

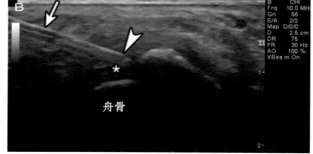

图 4.12　A. 探头纵向位于腕背侧，并采用切面内路径和凝胶垫技术。B. 切面内路径。白色无柄箭头指向针尖。白色有柄箭头标记针道，星号标记腱鞘囊肿。舟骨已标记

标记：确认任何神经血管结构。

穿刺针位置：穿刺针按切面内路径插入，以优化穿刺针显示。根据囊肿位置的不同，标记和进针方向会有所区别。

安全提示：注射前，多普勒超声有助于确定邻近的血管结构。

要点：

· 如果腱鞘囊肿非常表浅，可以使用倾斜的凝胶垫。

· 多普勒成像有助于确认血管结构。

· 轻轻屈曲和伸直腕部有助于腕部骨骼的显示。

· 屈曲手指有助于确认腱鞘囊肿周围结构。

物品准备：

· 高频线阵探头（10MHz以上）。

· 25G穿刺针和1~3mL局部麻醉药。

· 16~18G，1.5″穿刺针用于抽吸。

· 0.5mL的类固醇制剂和1mL抽吸后局部麻醉。

扳机指

扳机指是一种发生在指屈肌腱和拇长屈肌腱的狭窄性腱鞘炎。由于慢性重复性摩擦、触发和锁定发生在第一环形滑车（A1）。糖尿病患者患有扳机指的比例是普通人群的4倍[31]。诊断依靠病史和查体。发生局部疼痛时，可能存在可触性的包块或者屈肌腱拉紧。当从活动性屈曲状态变为穿过增厚A1滑车的伸直状态时，手指会卡住（表4.4、4.5）。

表4.4　盲法和超声引导下扳机指注射的准确率

研究		腱鞘准确率	肌腱注射准确率
Dae-Hee Lee，等[38]	盲法	15%	30%
	超声引导	70%	0

表4.5　盲法与超声引导下扳机指注射结果

研究	作者	1年成功率
盲法	Fleisch，等[39]	57%
盲法	Peters-Veluthamaningal等[40]	56%
超声引导	Bodor，等[41]	90%

扫查技术及解剖标记

患者坐位，手部放松，手指伸直。A1滑车位于掌指关节浅层和近端。超声探头放置于手部掌侧，在腕掌关节近端。沿长轴扫查，能够显示高回声的掌骨头和近端指骨伴有指深屈肌腱和指浅屈肌腱走行。在这个部位，通过横截面可以显示位于腱鞘浅层的A1滑车。然后旋转探头，显示A1滑车的短轴切面。从浅层到深层，可以分辨出指浅屈肌、指深屈肌、掌板和掌骨。蚓状肌可以在外侧显示。Ebrahim等人已描述了扳机指的超声诊断，包括A1滑车的低回声增厚，指浅屈肌腱的结节形成，动态显示扳机状态（图4.13）[32]。

注射技术：切面内矢状路径

患者体位：患者坐位，患侧手臂舒适地放置于桌面上，手掌向上。

探头位置：在掌指关节水平，获得受损屈肌腱的长轴切面。确认A1滑车，即腱鞘掌侧面高回声增厚的部分。屈肌腱结节和增厚的部分可能会被注意。A1滑车滑膜鞘可能表现为低回声增厚或者周围积液。指浅屈肌、指深屈肌、掌板应当显示于屏幕中央。A1滑车滑膜囊位于这些结构的浅层（图4.14A）。

标记：确认指动脉和神经有助于避免穿刺针损伤。

进针位置：穿刺针以一个表浅的角度从远端向近端插入，这样穿刺针尖刚好能放置于A1滑车的远端，并进入腱鞘。

注射技术：切面外短轴路径

在掌指关节水平，获得受损屈肌腱的短轴切面。确认A1滑车，位于指浅屈肌、指深屈肌前方。穿刺目标位于指浅屈肌、指深屈肌及掌板、掌骨和A1滑车围成的三角形中央。

患者体位：患者坐位，患侧手臂舒适地放置于桌面上，手掌向上。

探头位置：在掌骨头水平，探头以短轴放置于A1滑车上。确保滑车直接位于探头中点之下（图4.15A）。

标记：确认指动脉和神经，避免穿刺损伤。

进针位置：穿刺针以一个陡峭的角度，从探

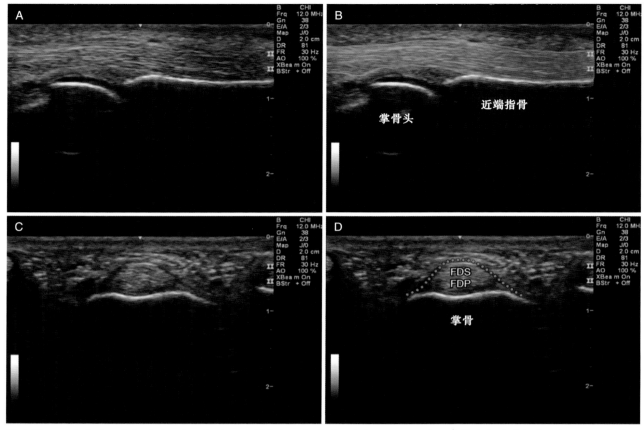

图 4.13　A. 指浅屈肌和指深屈肌矢状切面。B. 橘色标示指浅屈肌和指深屈肌肌腱，掌骨头和近端指骨已标记。C.掌骨头 A₁滑车短轴切面。D.绿色点线标示腱鞘；FDS：指浅屈肌；FDP：指深屈肌

头中点的近侧或远侧进针。在治疗三角可以观察到针尖显示。针尖显示为一高回声点。

安全提示：不要向屈肌腱注射。回缩针尖直到感到针尖抵抗消失，将会有助于避免这种情况。避免损伤指动脉和神经。

要点：

· 凝胶垫技术可以用于长轴注射。

· 多普勒模式可以确认血管结构。

· 轻轻屈曲和伸直手指有助于确认肌腱内的结节。

物品准备：

· 高频线阵探头（10MHz 以上）。

· 25G，1.5″穿刺针用于切面内路径。

· 25G，0.5″穿刺针用于切面外路径。

· 0.5mL 类固醇制剂。

· 1~3mL 局部麻醉药。

手部：第一腕掌（CMC）关节

拇指具有 3 处关节，可能发生较为疼痛的关节炎，这 3 处关节包括：指间关节（IP）、掌指关节（MCP）和腕掌关节（CMC）。腕掌关节炎在女性发生的更加频繁，并且与关节的反复运动有关。经典症状是拇指和腕部在按压、抓握以及扭转时发生疼痛。普通查体发现包括疼痛覆盖受损关节、研磨试验阳性[33,34]。

扫查技术及解剖标记

患者坐位，肘部弯曲，手部舒适地放于桌面上。手部位置从旋前移动到自然位置，这样关节的大部分可以通过环绕周围扫查显示。探头以切面内位置放置，显示拇指短轴，这样位于第一掌骨和大多角骨之间的关节也可显示。拇长展肌和拇短伸肌可以显示于第一腕掌关节上方通过。从关节一侧向另一侧扫查能够评价任何骨性关节的

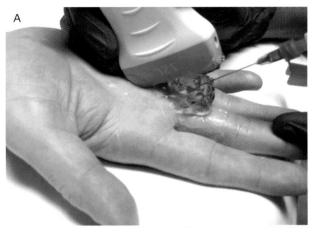

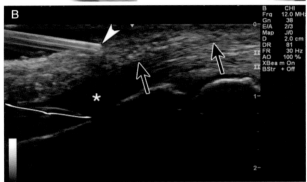

图 4.14 A.探头矢状位放置于扳机指上,并采用凝胶垫技术。B.切面内路径。黑色箭头指向腱鞘,白色无柄箭头标记针尖,星号标记指浅屈肌或指深屈肌肌腱声各向异性,大括号标记针道的反射伪像

变化(图 4.16)。

注射技术:切面外长轴路径

患者体位:患者坐位,患侧手臂舒适地放置于桌面上,手部放置于自然体位,拇指向上。

探头位置:探头以长轴切面放置于腕掌关节上,将腕掌关节放置于探头中心位置(图 4.17A)。

进针位置:穿刺针以一个陡峭的角度插入探头中心位置,而后直接进入关节腔内。关节内可以显示针尖。观察到注射区域上方膜性膨胀,证明穿刺针进入适当的位置。

注射技术:切面内长轴路径

患者体位:患者坐位,患侧手臂以休息位置置于桌面上,腕部和手部处于旋前位置。

探头位置:探头以长轴切面放置于腕掌关节上(图 4.18A)。

标记:确认拇长展肌和拇短伸肌肌腱,避免

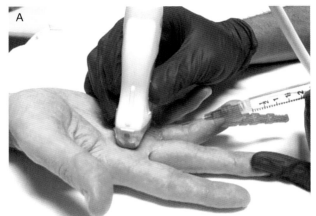

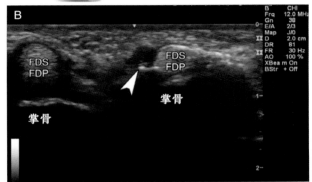

图 4.15 A.探头短轴位放置于扳机指上。B.切面外路径。白色无柄箭头标记针尖。指浅屈肌(FDS)、指深屈肌(FDP)和掌骨已标记

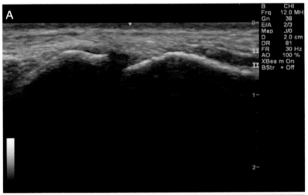

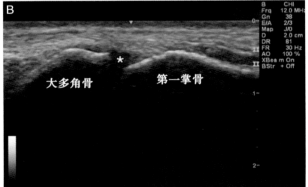

图 4.16 A.腕掌关节矢状切面。B.星号标记关节间隙。大多角骨和第一掌骨已标记

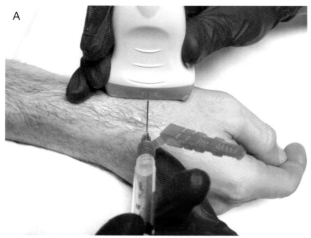

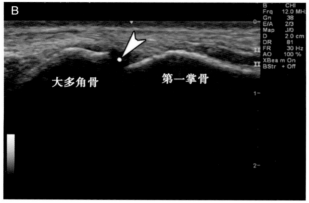

图 4.17 A. 探头纵切位于腕掌关节。B. 切面外路径。白色无柄箭头指向针尖。大多角骨和第一掌骨已标记

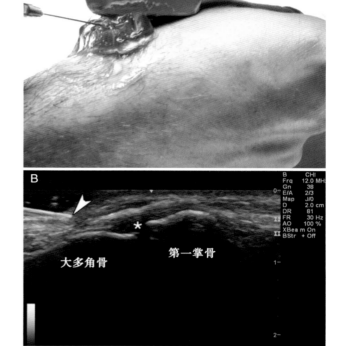

图 4.18 A. 探头位于腕掌关节，并采用凝胶垫技术。B. 切面内路径。白色无柄箭头指示针尖。星号标记腕掌关节腔。大多角骨和第一掌骨已标记

针刺损伤。

进针位置： 穿刺针平行于探头插入，可以获得较好的针道显示。

安全提示： 避免注射入伸肌腱。

要点：

· 可以采用倾斜的凝胶垫。

· 屈曲拇指有助于打开腕掌关节。

物品准备：

· 高频线阵探头（10MHz 以上）。

· 25G，1.5″穿刺针用于切面内路径。

· 0.5mL 类固醇制剂。

· 1~3mL 局部麻醉药。

参考文献

[1] Katz JN, Simmons BP. Clinical practice: carpal tunnel syndrome. N Engl J Med, 2002, 346:1807–1812.

[2] Cartwright MS, Hobson-Webb LD, Boon AJ, et al. Evi-dence-basedguideline: neuromuscular ultrasound for the diagnosis of carpaltunnel syndrome. AANEM practice guideline. Muscle Nerve, 2012, 46:287–293.

[3] Dammers JW, Veering MM, Vermuelen M. Injection with meth-ylprednisolone proximal to the carpal tunnel: randomized double blind trial. Br Med J, 1999, 319:884–886.

[4] Gelberman RH, Aronson D, Weismen MH. Carpal-tunnel syndrome: results of a prospective trial of steroid injection and splinting. J Bone Joint Surg Am, 1980, 62:1181–1184.

[5] Clinical practice guideline on the treatment of carpal tunnel syndrome. American Academy of Orthopaedic Surgeons, 2008.http://www.aaos.org/research/guidelines/ctstreatment-guideline.pdf .

[6] McNally E. Musculoskeletal interventional ultrasound // McNally E. Practical musculoskeletal ultrasound. New York: Elsevi-er, 2005: 293.

[7] Jamadar DA, Jacobson JA, Hayes CW. Sonographic evalua-tion of the median nerve at the wrist. J Ultrasound Med, 2001, 20:1011–1014.

[8] Smith J, Wisniewski SJ, Finnoff JT, et al. Sonographically

guided carpal tunnel injections the ulnar approach. J Ultrasound Med, 2008, 27:1485–1490.

[9] Grassi W, Farina A, Filipucci E, et al. Intralesional therapy in carpal tunnel syndrome: a sonographic-guided approach. Clin Exp Rheumatol, 2002, 20:73–76.

[10] Matloub HS, Yan JG, Mink Van Der Molen AB, et al. The detailed anatomy of the palmar cutaneous nerves and its clinical implications. J Hand Surg, 1998, 23:373–379.

[11] Gassner EM, Schocke M, Peer S, et al. Persistent median artery in the carpal tunnel: color Doppler ultrasonographic findings. J Ultrasound Med, 2002, 21:455–461.

[12] Murray PM, Adams JE, Lam J, et al. Disorders of the distal radioulnar joint. Instr Course Lect, 2010, 59:295–311.

[13] DeSmet L. The distal radioulnar joint in rheumatoid arthritis. Acta Orthop Belg, 2006, 72:381–386.

[14] Yoshida R, Beppu M, Ishii S, et al. Anatomical study of the distal radioulnar joint: degenerative changes and morphological measurement. Hand Surg, 1999, 4:109–115.

[15] Jacobson JA. Fundamentals of musculoskeletal ultrasound. Philadelphia: Elsevier, 2007: 144.

[16] Lourie GM, King J, Kleinman WB. The transverse radioulnar branch from the dorsal sensory ulnar nerve: its clinical and anatomical signifi cance further defi ned. J Hand Surg, 1994, 19:241–245.

[17] Wolf JM, Sturdivant RX, Owens BD. Incidence of de Quervain's tenosynovitis in a young, active population. J Hand Surg, 2009, 34:112–115.

[18] Zingas C, Failla JM, Van Holsbeeck M. Injection accuracy and relief of De Quervain's tendinitis. J Hand Surg [Am], 1998, 23(1):89–96.

[19] Avci S, Yilmaz C, Sayli U. Comparison of nonsurgical treatment measure for de Quervain's disease of pregnancy and lactation. J Hand Surg [Am], 2002, 27:322–324.

[20] Trentanni C, Galli A, Melucci G, et al. Ultrasonic diagnosis of De Quervain's stenosing tenosynovitis. Radiol Med, 1997, 93(3):194–198.

[21] De Maeseneer M, Marcelis S, Jager T, et al. Spectrum of normal and pathologic fi ndings in the region of the fi rst extensor compartment of the wrist: sonographic fi ndings and correlations with dissections. J Ultrasound Med, 2009, 28(6): 779–786.

[22] Kapoutsis DV, Dardas A, Day CS. Carpometacarpal and scaphotrapeziotrapezoid arthritis: arthroscopy, arthroplasty, and arthrodesis. J Hand Surg [Am], 2011, 36:354–366.

[23] Carro LP, Golano P, Farinas O, et al. The radial portal for scaphotrapeziotrapezoid arthroscopy. Arthroscopy, 2003, 19: 547–953.

[24] Crosby EB, Linscheid RL, Dobyns JH. Scaphotrapezial trapezoid arthritis. J Hand Surg [Am], 1978, 3:223–234.

[25] White L, Clavijo J, Gilula LA, et al. Classifi cation system isolated arthritis of the scaphotrapeziotrapezoid joint. Scand J Plast Reconstr Surg Hand Surg, 2010, 44:112–117.

[26] Gude W, Morelli V. Ganglion cysts of the wrist: pathophysiology, clinical picture, and management. Curr Rev Musculoskelet Med, 2008, 1:205–211.

[27] Breidahl WH, Adler RS. Ultrasound-guided injection of ganglia with corticosteroids. Skeletal Radiol, 1996, 25(7): 635–638.

[28] Angelides AC, Wallace PF. The dorsal ganglion of the wrist: its pathogenesis, gross and microscopic anatomy, and surgical treatment. J Hand Surg [Am], 1976, 1(3):228–235.

[29] Teefey S, Dahiya N, Middleton W, et al. Ganglia of the hand and wrist: a sonographic analysis. AJR Am J Roentgenol, 2008, 191:716–720.

[30] Teh J, Vlychou M. Ultrasound-guided interventional procedures of the wrist and hand. Eur Radiol, 2009, 19:1002–1010.

[31] Akhtar S, Bradley MJ, Quinton DN, et al. Management and referral for trigger fi nger/thumb. BMJ, 2005, 331:30–33.

[32] Ebrahim FS, De Maeseneer M, Jager T, et al. US diagnosis of UCL tears of the thumb and Stener lesions: technique, pattern-based approach, and differential diagnosis. Radiographics, 2006, 26:1007–1020.

[33] Shin EK, Osterman AL. Treatment of thumb metacarpophalangeal and interphalangeal joint arthritis. Hand Clin, 2008, 24:239–250.

[34] Carr MM, Freiberg A. Osteoarthritis of the thumb: clinical aspects and management. Am Fam Physician, 1994, 50: 995–1000.

[35] Smith J, Rizzo M, Sayeed YA, et al. Sonographically guided distal radioulnar joint injection. Technique and validation in a cadaveric model. J Ultrasound Med, 2011, 30: 1587–1592.

[36] Jeyapalan K, Choudhary S. Ultrasound-guided injection of triamcinolone and bupivacaine in the management of De Quervain's disease. Skeletal Radiol, 2009, 38 (11):1099–1103.

[37] Smith J, Brault JS, Rizzo M, et al. Accuracy of sonographically guided and palpation guided scaphotrapeziotrapezoid joint injections. J Ultrasound Med, 2011, 30:1509–1515.

[38] Lee DH, Han SB, Park JW, et al. Sonographically guided tendon sheath injections are more accurate than blind injections. J Ultrasound Med, 2011, 30:197–203.

[39] Fleisch SB, Spindler KP, Lee DH. Corticosteroid injections

in the treatment of trigger finger: a level I and II systematic review. J Am Acad Orthop Surg. 2007;15:166–71.

[40] Peters-Veluthamaningal C, Winters JC, Groenier KH, et al. Corticosteroid injections effective for trigger fi nger in adults in general practice: a double-blinded randomized placebo controlled trial. Ann Rheum Dis, 2008, 67:1262–1266.

[41] Bodor M, Flossman T. Ultrasound-guided first annular pulley injection for trigger fi nger. J Ultrasound Med, 2009, 28:737–743.

D.A. Spinner, DO, RMSK
Department of Anesthesiology—Pain Medicine,
Arnold Pain Management Center,Beth Israel Deaconess Medical Center,
Harvard Medical School, Brookline, MA, USA
e-mail: dspinnerny@gmail.com

M.I. Rosado, MD
Maxwell Medical, New York, NY, USA

Mahmud M. Ibrahim, Yolanda Scott, David A. Spinner, Joseph E. Herrera

超声可用于诊断髋关节内、外各种病变，如滑囊炎、关节积液和肌腱病变[1]。超声可提供动态实时图像，可与对侧比较。动态超声可用于弹响髋综合征等疾病的诊断[2]。此外，多普勒可用于介入治疗时辨认血管。超声引导下进行髋部神经阻滞已被证明比盲法操作更有效[3]。使用适当的技术，超声引导下注射治疗的安全性和有效性已得到了证实[4]。

髋关节

关节内注射可用于髋关节疾病的诊断和治疗。髋关节疼痛可发生于股骨髋臼撞击、股骨头缺血性坏死、盂唇撕裂和滑膜炎，但通常由骨关节炎引起。腹股沟痛是主要症状，通常活动后加重，休息后可缓解。骨关节炎患者通常年龄大于 50 岁、伴有髋关节内旋活动度降低及内旋时疼痛，以及不少于 60min 的晨僵[4]。放射学表现包括髋臼及股骨骨赘形成、关节间隙狭窄（上间隙、轴向间隙及内侧间隙）[1]，关节内皮质类固醇激素及透明质酸注射能改善骨关节炎导致的疼痛症状（表 5.1）[10,11]。

表 5.1 盲穿与超声引导下髋关节腔注射准确性对比

研究	作者	准确率
超声引导	Smith，等[5]	97% 平片确认
超声引导	Pourbagher，等[6]	100% CT 确认
超声引导	Levi[7]	100% 平片确认
前方入路盲穿	Leopold，等[8]	60% 解剖学
前方入路盲穿	Dobson[9]	61% 解剖学

扫查技术及解剖标记

患者仰卧位，腿置于中立位。触诊髂前上棘（ASIS），探头放置于横切面（短轴），外侧端放置于 ASIS 上，然后缓慢向内下方移动探头，直至可以看到股骨头。在这个位置，股神经血管结构恰好位于探头内侧。为了显示这些结构，探头在横切面旋转，向内侧移动确定股神经、动脉和静脉。使用多普勒更容易看到血管。一旦这些结构的位置被确认，探头可以移回到股骨头的位置。保持探头内侧部分位于股骨头部，外侧端向下方旋转约 40°可看到股骨颈。在这个切面上，可以清晰地看到股骨头颈连接，以及其上覆盖的高回声的髂股韧带和髋关节囊。保持这个方向，探头轻轻向外上方移动，在能观察到股骨头颈连接的情况下尽量向外侧移动探头（图 5.1）[12]。

注射技术：切面内矢状倾斜路径

患者：患者仰卧位，腿中立位置。髋关节轻度屈曲。为了使患者保持舒适的体位，可将膝部滚垫置于同侧膝下方。

探头位置：将探头外侧端横向置于 ASIS 上，然后向内下方扫描直至看到股骨头颈。将探头外侧端旋转大约 40°。在这个位置探头与股骨颈正好平行（图 5.2A）。注射前，在横断面要确定好股骨头颈连接内侧的股血管及神经的位置。

标记：一旦关节腔确认，探头向外侧移动，保持关节腔在切面内。标记此时探头的位置。旋转至短轴切面向内侧扫查，确认和标记股骨神经血管束，然后回到之前标记的探头位置。距离探头内侧端数厘米处标记皮肤。并把穿刺针放置于这个位置，保持穿刺针与探头的平行会提高穿刺针的显示，然后按常规的方式对该区域进行准备。

进针位置：25G 穿刺针可用于麻醉，可通过逐层注射 4~6mL 1%利多卡因[12]，也可以采用氯乙烷喷雾。在超声引导下，将带针芯的 22~25G 的脊柱穿刺针穿刺入股骨头、颈连接处。注射阻力的

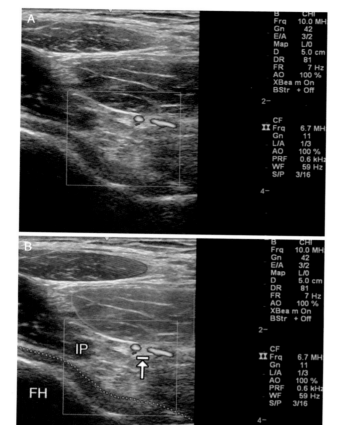

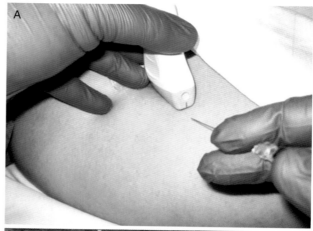

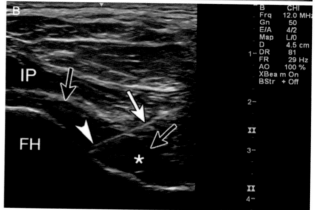

图 5.1 A. 股骨头或股骨颈连接矢状斜切面，采用多普勒观察动脉。B. 紫色区域标记缝匠肌，橘色区域标记股直肌。IP 为髂腰肌，FH 为股骨头，FN 为股骨颈。白色带标有柄前头标记血管。点状绿线标记髋关节囊

图 5.2 A. 探头位于股骨头、颈连接上，并采用矢状斜切面及切面内路径。B. 切面内长短轴路径。白色有柄箭头标记穿刺针，白色无柄箭头标记针尖，黑色有柄箭头标记关节囊，星号标示积液。IP 为髂腰肌，FH 为股骨头

轻微升高说明穿刺针可能横向穿过了髂股韧带，进入髋关节。一旦进入关节内，试着注射 1~2mL 局部麻醉剂，可能有助于确认针尖是否在关节内，或者，可以注入少量空气来确认针头进入关节，如空气沿着整个关节腔自由扩散，则针头位于关节内，相反如果气泡聚集于针尖部位，则针尖可能在关节外，需要调整。剩余麻醉剂的可以继续注射，在超声下可以看到关节囊膨胀。

安全提示： 在插入针头之前，确认好股动脉、静脉及神经的位置，避免损伤。在注射过多的局麻药品时注意勿使股神经发生麻痹。

要点：

· 将探头轻柔地向皮肤加压（采用跟趾法），有助于更清晰地观察体格较大患者的深部组织。

· 对较瘦的患者，可以使用线阵探头，使用低频或者"虚拟凸阵"模式。使用跟趾法可以保持

针尖始终位于视野内。

· 对于体格较大的患者，可以使用凸阵探头。因为探头呈曲面，一部分超声针远离了穿刺针，较难看到针的整体。使用跟趾法来保持穿刺针尖始终位于视野内非常重要。

物品准备：

· 宽频线阵探头（如果有 virtual convex 模式，将会有所帮助）或者低频凸阵探头。

· 22~25G，3.5″~5″脊柱穿刺针。

· 1~2mL 类固醇制剂。

· 4~5mL 局部麻醉药。

股骨大转子疼痛综合征（GTPS）

股骨大转子疼痛综合征（greater trochanteric pain syndrome，GTPS）是髋部外侧疼痛的常见原因[13]。股骨大转子部位压痛和触痛为该病的主要临

床表现。GTPS 常伴随腰背部疼痛，瘦小的女性和肥胖症者较常见[14]。通常是由于臀中肌、臀小肌肌腱病或大转子（臀大肌）、臀小肌滑囊炎所引起。臀中肌肌腱在大转子两个不同部位：后上方和外侧，臀小肌肌腱止于大转子前方[15]。在这个区域有若干个滑囊。在臀小肌肌腱与前方组织之间存在臀小肌下滑囊。臀中肌下滑囊位于臀中肌与股骨大转子外侧止点的深面。通常股骨大转子滑囊位于臀大肌肌腱深面与臀中肌肌腱浅层。临床上，后侧压痛更明显。典型的外侧疼痛是由于臀中肌或臀小肌下滑囊炎所导致[16]。有证据表明臀中肌肌腱病变是 GTPS 最常见的病因，而非滑囊炎[17]。因此注射部位应该位于臀中肌肌腱上方或下方，如果能看见，可以行滑囊注射（表 5.2）。

表 5.2 超声引导下注射与盲法注射缓解股骨大转子疼痛对比

研究	作者	准确率
超声引导注射	Labrosse，等[11]	随访期 72%症状缓解
盲法注射	Cohen，等[12]	随访期 45%症状缓解

扫查技术及解剖标记

患者采取健侧卧位，双髋关节屈曲。通常看不到转子滑液囊。即使在发生炎症时，也较难看到滑囊积液。探头纵向放置，平行于股骨干，由前向后观察臀中肌及臀小肌肌腱附着部位[18]。臀小肌肌腱可以看到，因为它附着于股骨大转子前方。臀中肌肌腱的外侧及后侧也能观察到，因为它附着于大转子的外侧及后上方[19]。在这个视野中臀中肌及臀小肌肌腱病变的特征也能被发现。肌腱增厚、回声减低、纤维丢失、皮质不规则、钙化、骨刺形成或者撕脱[20]。探头由前向后移动，也可以在横向上看到股骨大转子。臀中肌和臀小肌肌腱表现为纤维样强回声结构（图 5.3）[18]。

注射技术：切面内短轴路径

患者体位：健侧卧位，双髋关节轻度屈曲。

探头位置：探头横向置于大转子部位（图 5.4A）。在股骨大转子的浅层或臀中肌、臀小肌浅层可看到有积液的滑囊。

标记：无须特殊标记。

进针位置：如果可以看到滑液囊，在超声引导下将穿刺针插入有积液的滑囊。否则将其放置于臀中肌浅层或者深层，即股骨转子下或者臀中

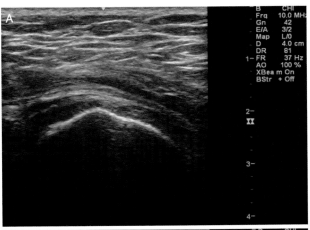
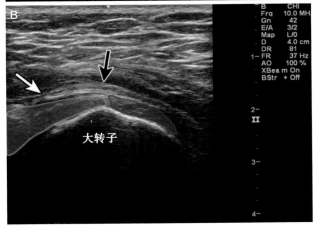

图 5.3 A. 大转子横切面。B. 紫色区域标记附着于前面的臀小肌，橘色区域标记附着于外侧面的臀中肌，黑色箭头标记髂胫束，白色箭头标记臀大肌滑囊（转子滑囊），大转子已标记

肌下滑囊。可以将一半的药量注射到每一个部位，包括了两个滑囊，可将一半的药量分别注射到这两个滑囊内。

安全提示：无重要的血管或者神经需要避开。

要点：

· 在探头上使用的力量不要太大，因为有可能在操作中挤压炎性滑囊或者导致疼痛。

物品准备：

· 高频线阵探头（8MHz 以上）。

· 22~25G，1.5″~3″号针头。

· 1mL 类固醇制剂。

· 4~5mL 局部麻醉药。

内收肌腱炎或闭孔神经

腹股沟疼痛是很多运动员就医的主诉。髋内

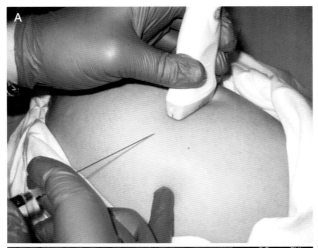

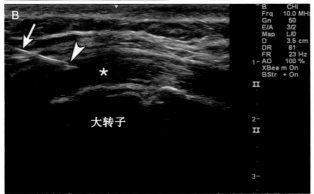

图5.4　A.探头位于大转子上，采用切面内路径。B.采用切面内短轴路径。白色无柄箭头标记穿刺针，白色有柄箭头标记穿刺针，星号标记肌腱内的各向异性表现，大转子已标记

收肌腱病变约占运动相关的腹股沟损伤原因的2/3，常见于曲棍球、足球和跑步等运动中[3,20]。患者通常在某些特定动作时引起腹股沟或骨盆疼痛加重。疼痛诱发的物理检查手法包括挤压试验阳性，以及在被动伸展和对抗内收时诱发内收区域的疼痛。治疗方法包括适当休息、止痛药物及物理治疗等保守治疗。如果疼痛没有缓解，可以使用不同的药物注射来缓解疼痛，促进康复[21]。

闭孔神经起源于L_2、L_3、L_4神经根前支，向下走行穿过骨盆，分为前部和后部。前部提供运动神经支配长收肌、短收肌和股薄肌，并且提供大腿中段的皮神经支配[22]。后部支配大收肌和提供膝关节内侧的感觉支[3]。在经尿道膀胱肿瘤切除术，闭孔神经痛或脑瘫、脊髓损伤、其他上位神经元综合征导致的内收肌痉挛情况下，闭孔神经阻滞能够阻滞闭孔反射，对于缓解疼痛和阻滞运动非常重要。它也可以用于髋部疼痛的辅助治疗和诊断（表5.3)[18]。

表5.3　超声引导下闭孔神经注射的准确性

研究	作者	准确率
超声	Soong，等[16]	85%前部分支 87.5%后部分支
超声	Sinha，等[17]	93%采用筋膜间注射路径

扫查技术及解剖标记

患者仰卧位，腿部向后旋转。首先，探头以横切面放置于耻骨结节，然后向外侧移动探头，直到内收肌的三层肌肉。在最浅层，长收肌位于外侧，股薄肌位于内侧；中间层是内短收肌。在长收肌和短收肌筋膜之间是闭孔神经的前部。在超声切面上，闭孔神经不是蜂巢样。相反，可通过穿行短收肌筋膜层的独特外观对其进行局部定位。非常重要的是，观察旋股内侧动脉和静脉，它横向走行于耻骨肌和髂腰肌之间，然后继续走行于短收肌和闭孔外肌之间的筋膜内[3]，在短收肌深面，闭孔神经后部横穿筋膜。闭孔神经的前部、后部可以根据距离耻骨结节外侧2~3cm、远端2~4cm而定位。前部大约位于1.2~2cm深度，而后部则位于2.3~3.6cm深度。最深层的肌肉是大收肌。向近端耻骨扫查以显示这些肌肉的止点。长收肌肌腱的止点表现为三角形的低回声区。尽管显示有许多困难，但闭孔神经通常可以在距离耻骨结节外侧1~3.5cm和远端1~3cm处观察到（图5.5)[18]。

注射技术：切面内冠状路径

患者位置： 患者仰卧位，腿部稍外旋；患侧髋部稍弯曲，保持舒适体位。

探头位置： 探头置于横切面，位于同侧耻骨结节之上，向外侧扫查，直到内收肌三层结构出现。旋转探头至内收肌长轴切面轴切面（图5.6A）。闭孔神经前部横穿长收肌和短收肌间的筋膜层，而后部横穿短收肌和大内收肌间的筋膜层。旋股内侧动脉位于闭孔外肌和短收肌之间[18]，闭孔动脉常分为前支和后支，环抱闭孔。

标记： 需要注意闭孔动脉、内侧旋股动脉和静脉。

进针位置： 在超声引导下推进穿刺针，使针尖刚好位于内收肌腱外面或闭孔神经的筋膜层。

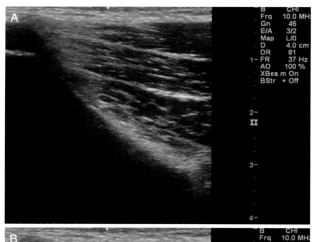

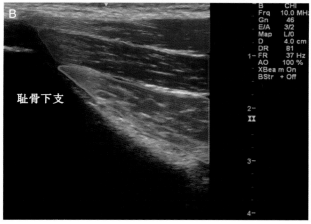

图 5.5　A. 耻骨下支冠状切面。B. 品红色区域标记长收肌，紫色区域标记短收肌，橘色区域标记大收肌，耻骨下支已标记

即使神经较难显示，但超声观测下的局麻药物在筋膜层的扩散，可以证明阻滞准确。

安全提示：穿刺前确认闭孔动静脉、旋股内侧动脉和静脉非常重要，避免穿到这些结构[18]。

要点：

·腿部外旋、膝部弯曲，可能使神经显示不清。

·加压探头，闭孔静脉壁可能塌陷，而不能显示。多普勒模式有助于显示闭孔动脉，位于静脉附近，或者可以释放探头压力来显示静脉内回弹的血流。

物品准备：

·高频线阵探头（8MHz 以上）。

·22~25G，1.5″~3″穿刺针。

·1mL 类固醇制剂。

·3~5mL 局部麻醉药或者酒精、苯酚溶液。

股外侧皮神经

股外侧皮神经是纯感觉神经，起源于 L_2、L_3 脊髓神经根，向下外侧走行至腰肌，然后穿过髂肌，在髂前上棘附近，神经与腹股沟韧带外侧缘相连[23]。它对压迫非常敏感，因为它起始于腰骶丛，然后穿过腹腔，经过腹股沟韧带下，进入大腿皮下组织[24]。

感觉异常性股痛被用来描述临床综合征，包括大腿前外侧的疼痛、烧灼痛、麻木和瘫痪，伴有神经压迫[25]。较常见于肥胖或怀孕的患者，因为腹部在腹股沟上方膨胀常伴有上述症状，但是在一些病例，它也可能是特发性的或由创伤引起的[26]。在行走、久坐或者久站的过程中，症状可能加重；而减轻体重或穿着宽松衣物症状可能会有改善。在一些病例，需要外科手术松解神经[25]。但是局麻药或类固醇可以用于麻醉神经和缓解疼痛，并且可避免手术（表 5.4）。

表 5.4　盲法和超声引导下 LFCN 注射的准确性对比

研究	作者	准确率
超声	Peng，等[27]	70%
盲法	Shannon，等[28]	40%
超声 vs 盲法	Ng，等[29]	84.2% vs 5.3%

扫查技术及解剖标记

患者仰卧位，腿部处于中立位。触诊髂前上棘，探头外侧端横向放置于髂前上棘上。内侧端向尾侧转动，使探头直接位于腹股沟韧带上。探头向内侧和尾部移动，以寻找位于筋膜深部的股外侧皮神经"蜂巢"样表现[25]。但神经很难辨别。在较瘦的患者，神经位于髂肌上方腹股沟韧带的近端。在腹股沟韧带水平，神经位于 ASIS 内侧，髂肌和腹股沟韧带之间。在腹股沟韧带远端，神经走行多变。如果神经继续位于髂肌浅表，可能表现为髂筋膜和阔筋膜之间高回声结构，距离 ASIS 2~3cm，或者可能向外侧走行，并可观察到位于缝匠肌浅层，或者穿过缝匠肌，位于 ASIS 后方（图 5.7）[24]。

注射技术：切面内短轴路径

患者位置：患者仰卧位，腿部位于中立位。

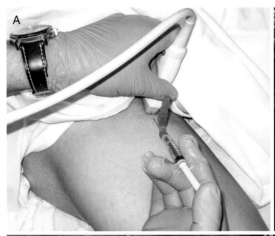

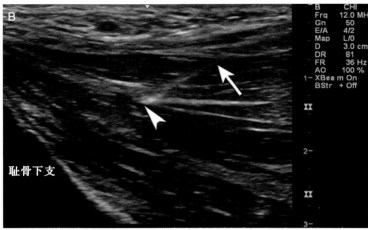

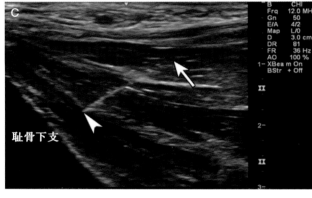

耻骨下支

耻骨下支

图5.6 A.探头位于内收肌上，采用切面内路径注射闭孔神经。B.切面内冠状路径。白色有柄箭头标记穿刺针。白色无柄箭头标记位于长收肌和短收肌之间筋膜层的针尖，穿刺前支。耻骨下支已标记。C.切面内长短轴路径。白色有柄箭头标记穿刺针；白色无柄箭头标记针尖位于短收肌和大收肌之间的筋膜层，穿刺后支

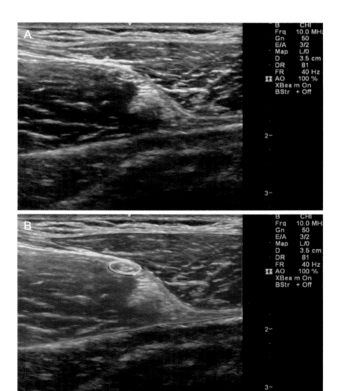

图5.7 A.股外侧皮神经短轴切面。B.紫色区域标记股直肌，橘色区域标记股外侧肌，黄色圈包绕了股外侧皮神经

探头位置：以神经为中心的短轴切面（图5.8A）。

标记：定位神经并移动探头，将神经置于图像中央，使穿刺进针更加容易。沿着最初穿刺位置，在皮肤上标记探头位置。

进针位置：在超声引导下，穿刺针由切面内从外侧向内侧插入。如果ASIS位置限制不能适用此路径，可采用从内侧到外侧的路径。如果神经显示困难，可采用向ASIS内侧的阔筋膜深面注射水分离，以提高神经显示度。如果股外侧皮神经仍然不能显示，探头应当置于ASIS上，沿缝匠肌内侧和远端扫查，以定位神经，因为它在缝匠肌浅表穿过。一旦神经定位清楚，药物注射，其向周围组织扩散的情况可以在超声下显示。

安全提示：在穿刺前，确认股神经、动脉和静脉非常重要，以避免损伤这些结构。神经注射位于腹股沟浅表，避免损伤肠管或膀胱[18]。

要点：

· 如果神经很难显示，先确认筋膜层，其内有神经走行，再确保合理注射和注射物扩散适当。

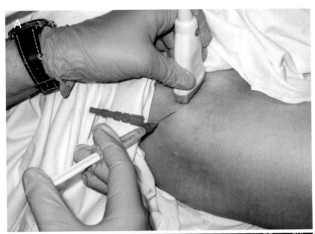

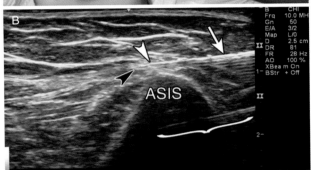

图 5.8 A. 探头以短轴位置邻近髂前上棘，位于股外侧皮神经上，采用切面内进针路径。B. 切面内短轴路径。白色有柄箭头标记穿刺针，白色无柄箭头标记针尖。黑色箭头尖端标记股外侧皮神经，大括号标记穿刺针反射伪像。A-SIS 为髂前上棘

物品准备：

· 高频线阵探头（10MHz 以上）。
· 22~25G，1.5″~3″穿刺针。
· 1mL 类固醇制剂。
· 3~5mL 局部麻醉药。

髂腰肌滑囊炎或肌腱病

　　髂腰肌肌腱病是髋关节前部疼痛的另一个原因[30]。直接位于髋关节前方的是髂腰肌复合结构，由髂肌、腰大肌和腰小肌组成。髂腰肌肌腱止于股骨小转子[31]。髂腰肌肌腱病可导致弹响髋综合征，以运动时髋关节疼痛和弹响为特征。弹响是由位于腰大肌腱和耻骨上支之间的髂肌内侧纤维止点异常所引起，在髋关节运动时会突然纠正，因此产生了弹响的感觉[32]。许多患者会伴有髂腰肌滑囊炎[33]。髂腰肌滑囊位于髂腰肌远端后内侧。超过 15% 的人群，滑囊可与髋关节交通 [34]。治疗包括休息、镇

痛药物、理疗、皮质类固醇注射，此外，也可采用手术延长或髂腰肌肌腱松解术[1]。

扫查技术及解剖标记

　　患者仰卧，腿部位于中立位。触诊 ASIS，探头以横切面放置，外侧端位于 ASIS 内侧，探头向内侧移动至股骨头。在这个位置，股神经血管结构位于探头内侧。采用多普勒可显示血管。在这些结构的外侧是髂腰肌腱[35]，肌腱能够追踪到髋臼边缘。在这个水平看，髂腰肌滑囊显示位于肌腱深层[33]。

　　为了观察髂腰肌肌腱的弹响，探头置于骨盆水平的髂腰肌上，平行于腹股沟韧带放置。让患者屈曲、外旋髋部，然后慢慢伸直腿部。正常情况下，肌肉将慢慢旋转，没有任何突然的弹响。但在弹响髋综合征，髂肌内侧纤维在腰大肌和髂骨之间受到干扰。因此当腿部伸直时，因为髂肌肌纤维滑动，髂腰肌肌腱突然弹跳向髂骨，并不再受到干扰 （图 5.9）[32]。

注射技术：切面内矢状路径

　　患者位置：患者仰卧，腿部位于中立位。

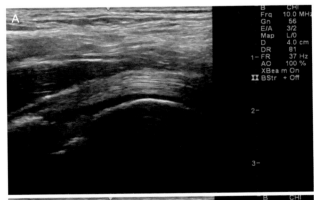

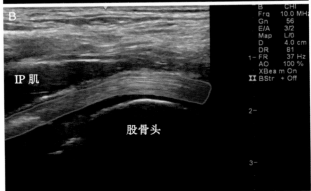

图 5.9　A. 股骨头上髂腰肌矢状切面。B. 髂腰肌（IP 肌）和肌腱（橘色区域）位于股骨头前方

探头位置：触诊 ASIS，探头以横切面放置，外侧端位于 ASIS 内侧，探头向内侧移动直到显示股骨头。在穿刺前，确认在横切面上股骨头内侧的股神经血管结构非常重要，以避免损伤这些结构。髂腰肌肌腱位于血管神经的外侧。肌腱近端可追踪至髋臼边缘，而在此处肌腱深部就是滑囊。使探头旋转 90°，以获得髂腰肌长轴或矢状切面，并与股骨头相交叉（图 5.10A）。

标记：确认股神经血管束。

进针位置：在超声引导下，采用由远端到近端的方法，将穿刺针插入髂腰肌肌腱。也可以采用从外侧到内侧的路径插入位于肌腱深层的髂腰肌滑囊。于髂耻转子水平，穿刺针针尖位于髂腰肌肌腱复合结构和髂骨之间[32]。

安全提示：在穿刺前，确定股神经和动静脉非常重要，以避免损伤这些结构。

要点：

· 如果注射的目的是诊断关节外病变，那么使针尖位于股骨头上方，保证注射位于髋关节囊以外。

· 避免注射入髂腰肌滑囊，因为如果髋关节和髂腰肌滑囊存在交通，药物可能会进入髋关节。

物品准备：

· 线阵探头（8~4MHz）。

· 22~25G，3.5″~5″穿刺针。

· 1mL 类固醇制剂。

· 4~5mL 局部麻醉药。

髂腹下神经和髂腹股沟神经

在腹部和大腿之间支配皮肤的神经被称为边缘神经，由髂腹下神经、髂腹股沟神经和生殖股神经组成。这些神经常在手术后发生损伤，例如阑尾切除术、腹股沟疝修补术或剖宫产术后。利用这些神经可能有助于治疗和诊断慢性腹股沟和下腹部疼痛。

髂腹下神经和髂腹股沟神经干从 L_1 前支发出，走向腹膜下层。髂腹下神经进入腹内斜肌，并分为腹内斜肌运动神经，它走行于内外侧斜向分布的区域发出支配腹直肌上方皮肤的感觉神经。髂腹股沟神经走行于腰大肌下方，穿入腹部肌肉，发出感觉纤维至腹股沟区和大腿前上部（表 5.5）。

扫查技术及解剖标记

对于髂腹股沟或髂腹下神经阻滞，首先定位 ASIS，然后画一条线连接 ASIS 和脐部。沿着线慢慢移动探头，并且垂直于腹股沟韧带。旋转探头直到 3 层肌结构能够清晰显示。这 3 层肌肉是腹内斜肌、腹外斜肌和腹横肌（IO、EO、TA）。可以观察到位于 TA 和 IO 之间筋膜的裂隙，在此处有髂腹股沟或髂腹下神经的走行，通常能够发现神经走行于 ASIS 内 1~3cm，髂腹下神经常常位于更内侧的位置（图 5.11）[33]。

注射技术：切面内短轴斜切面。

患者位置：患者仰卧位，适当覆盖。

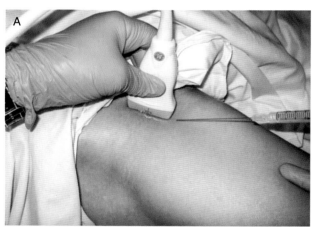

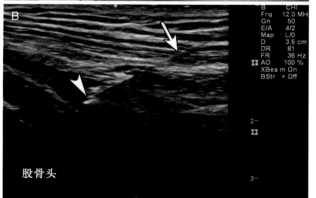

图 5.10　A. 探头位于股骨头上，采用切面内注射技术。B. 切面内矢状路径。白色有柄箭头标记穿刺针；白色无柄箭头指示针尖。股骨头已标记

表 5.5　盲法和超声引导下髂腹股沟注射和髂腹下部注射的准确率对比

研究	作者	准确率
盲法	Thibaut，等[36]	68% 解剖
超声引导	Eichenberger，等[37]	95% 解剖

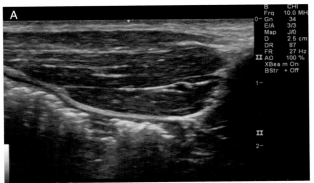

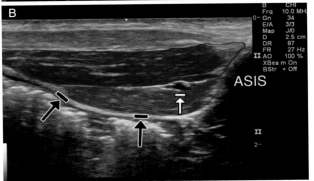

图 5.11 A. 髂腹股沟股神经短轴斜切面。B. 橘色区域标记股内斜肌，紫色区域标记外斜肌，品红色区域标记腹横肌，带有停止标记的白色箭头标示神经血管束，带有停止标记的黑色箭头标示腹膜

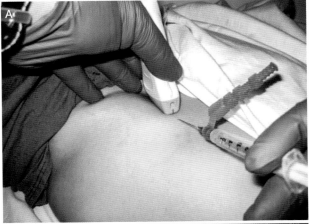

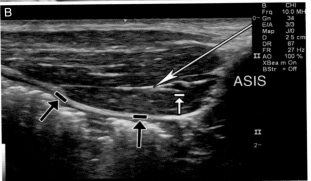

图 5.12 A. 探头短轴斜位置，位于髂前上棘内侧、髂腹股沟神经和髂腹下神经上。B. 切面内路径。长白色箭头标记针道，带有停止标记的短白色箭头标示神经血管束，带有停止标记的黑色箭头标示腹膜，ASIS 为髂前上棘

探头位置：探头外侧端以横切面放置于 ASIS 上，斜向旋转直到神经被确认（图 5.12A）。内侧观察 TA 和 IO。

标记：神经确认后标记探头位置。确认和标记股神经血管束，然后返回到之前标记的探头位置。在距离探头下端远侧数厘米的位置，在皮肤上做标记。

进针位置：25G 穿刺针用于逐层局部麻醉，采用 4~6mL 1% 利多卡因或氯乙烷喷雾。22G 或 25G 穿刺针在超声引导下进针，使穿刺针指向腹内斜肌和腹横肌的分隔，在两组肌肉间注射 5mL 局部麻醉剂，患者腹股沟区应当很快有麻木感[34]。

安全提示：在穿刺前，确认血管结构非常重要，以避免损伤这些结构。

要点：

· 髂腹股沟神经和髂腹下神经可能在腹横肌和腹内斜肌之间观察到，具有 90% 的概率[32]。

· 髂腹股沟神经的大小与髂腹下神经大小呈反比[38]。

· 神经刺激器可作为超声引导的辅助工具。

物品准备：

· 线阵探头（7MHz 以上）。

· 22~25G，1.5″~3″ 脊髓穿刺针。

· 1mL 类固醇制剂。

· 4~5mL 局部麻醉药。

梨状肌

梨状肌位于臀大肌深面，起于 S_1~S_3 骶骨前方，止于大转子外上缘，其功能是屈曲髋关节时外展大腿，伸直髋关节时外旋大腿。坐骨神经从梨状肌下方穿出坐骨大孔，但有时会有解剖变异，坐骨神经可能会经过梨状肌上方或穿过梨状肌。患者主诉臀部触痛、坐骨神经痛或者坐立较站立时疼痛加重。梨状肌综合征通常是由于过度使用（锻炼过度）或者久坐导致。1%~2% 的下腰痛患者是由梨状肌综合征导致[35]。诱发试验包括 FAIR 检测：患者健侧卧位，患侧髋关节屈曲、外展、内

旋。这样的动作会导致相一致的臀部疼痛或坐骨神经痛。Freiberg、Beatty 和 Pace 法检查也有所帮助，但仅依靠物理检查诊断比较困难（表5.6)[35]。

表5.6　超声引导和平片引导的梨状肌注射准确性对比

研究	作者	准确率
超声引导	Finnoff，等[39]	95%
平片	Thibaut，等[36]	30%

扫描技术以及解剖标记

触诊髂后上棘，将探头水平放置于骨骼上。向尾侧移动直到髂后上棘显示。轻轻移动到髂后上棘下方，保持在骶骨外侧，将会看到坐骨大切迹，在骶骨外缘深面是梨状肌。骶骨表面的肌肉是臀大肌。为进一步明确梨状肌，可以进一步沿肌肉向外直至其止于大转子处（图5.13)[38]。

注射技术：切面内短轴路径

患者体位：患者俯卧位，适当覆盖暴露部位。

探头位置：探头内侧以短轴放置于骶骨 S_2~S_4，

然后向外侧移动，放置于梨状肌上（图5.14A)。

标记：骶髂关节下缘和大转子之间的交叉点一般认为是梨状肌的位置[27]。标记坐骨神经，避免无意损伤。

进针位置：在超声引导下，将穿刺针由内侧穿入外侧[8]。当穿刺针走行入臀大肌，并走向梨状肌，向内侧和外侧旋转大腿有助于确认这个肌肉。

安全提示：由于坐骨神经的解剖变异，所以确认解剖标记非常重要。

要点：

· 最常见的伴随梨状肌解剖变异是 Beaton B 型，指腓总神经穿过梨状肌。

· 组成三头肌肌腱的三块肌肉（上、下孖肌和闭孔内肌）止于大转子，与梨状肌相似，这些肌肉位置低于梨状肌，所以通过从髂后上棘向下扫查定位肌肉非常重要。屈曲膝关节，向内侧和外侧旋转大腿有助于定位梨状肌。

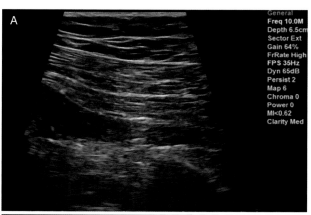

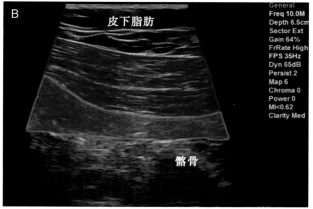

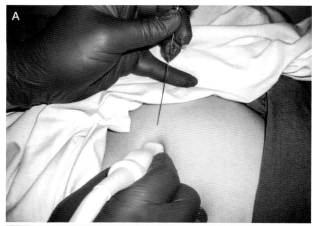

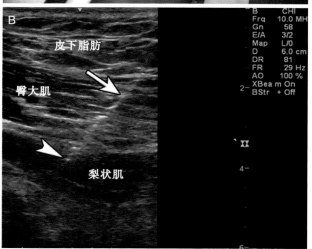

图5.13　A. 梨状肌短轴切面。B. 紫色区域标记臀大肌，橘色区域标记梨状肌。皮下脂肪和髂骨已标记

图5.14　A. 探头以短轴切面放置于梨状肌上，采用切面内注射技术。B. 切面内路径。白色有柄前头标记穿刺针，白色无柄箭头标记针尖。梨状肌、臀大肌和皮下脂肪已标记

· 注射<0.5mL 的生理盐水，在肌肉内表现为低回声区，有助于确认注射位置的准确性[29]。

· 神经或肌肉刺激器可能有帮助，可分别刺激梨状肌或坐骨神经。当穿刺针与神经位置很接近时，可以看到踝部和膝部的屈曲。当穿刺针回缩进入肌腹，只有局部收缩或髋部内收或外旋。

物品准备：

· 低至中频线阵探头（或凸阵探头）。

· 22~25G 穿刺针。

· 1mL 类固醇制剂。

· 2~4mL 局部麻醉药。

参考文献

[1] Rowbotham EL, Grainer AJ. Ultrasound-guided intervention around the hip joint. AJR Am J Roentgenol, 2011, 197(1): 122–127.

[2] O'Neill J, Girish G. The adult hip//O'Neill J. Musculoskeletal ultrasound: anatomy and technique. New York: Springer, 2008.

[3] Sinha SK, Abrams JH, Houle TT, et al. Ultrasound-guided obturator nerve block: an interfascial injection approach without nerve stimulation. Reg Anesth Pain Med, 2009, 34(3): 261–264.

[4] Altman R, Alarcón G, Appelrouth D, et al. The American College of Rheumatology criteria for the classification and reporting of osteoarthritis of the hip. Arthritis Rheum, 1991, 34(5):505.

[5] Smith J, Hurdle MF, Weingarten TN. Accuracy of sonographically guided intra-articular injections in the native adult hip. J Ultrasound Med, 2009, 28(3):329–335.

[6] Pourbagher MA, Ozalay M, Pourbagher A. Accuracy and outcome of sonographically guided intra-articular sodium hyaluronate injections in patients with osteoarthritis of the hip. J Ultrasound Med, 2005, 24(10):1391–1395.

[7] Levi DS. Intra-articular hip injections using ultrasound guidance: accuracy using a linear array transducer. PMR, 2013, 5(2):129–134.

[8] Leopold SA, Battista V, Oliverio JA. Safety and efficacy of intraarticular hip injections using anatomic landmarks. Clin Orthop Relat Res, 2001, 391:192–197.

[9] Dobson MM. A further anatomical check on the accuracy of intraarticular hip injections in relation to the therapy of coxarthritis. Ann Rheum Dis, 1950, 9:237–240.

[10] Lambert RG, Hutchings EJ, Grace MG, et al. Steroid injection for osteoarthritis of the hip: a randomized, double-blind, placebocontrolled trial. Arthritis Rheum, 2007, 56 (7):2278–2287.

[11] Migliore A, Massafra U, Bizzi E, et al. Intra-articular injection of hyaluronic acid in symptomatic osteoarthritis of the hip: a prospective cohort study. Arch Orthop Trauma Surg, 2011, 131(12):1677–1685.

[12] Smith J, Hurdle MF. Office-based ultrasound-guided intra-articular hip injection: technique for physiatric practice. Arch Phys Med Rehabil, 2006, 87(2):296–298.

[13] Lustenberger DP, Ng VY, Best TM, et al. Efficacy of treatment of trochanteric bursitis: a systematic review. Clin J Sport Med, 2011, 21(5):447–453.

[14] Segal NA, Felson DT, Torner JC, et al. Greater trochanteric pain syndrome: epidemiology and associated factors. Arch Phys Med Rehabil, 2007, 88(8):988–992.

[15] Lequesne M, Mathieu P, Vuillemin-Bodaghi V, et al. Gluteal tendinopathy in refractory greater trochanter pain syndrome: diagnostic value of two clinical tests. Arthritis Rheum, 2008, 59(2):241–246.

[16] Kong A, Van der Vliet A, Zadow S. MRI and US of gluteal tendinopathy in greater trochanteric pain syndrome. Eur Radiol, 2007, 17(7):1772–1783.

[17] Labrosse JM, Cardinal E, Leduc BE, et al. Effectiveness of ultrasoundguided corticosteroid injection for the treatment of gluteus medius tendinopathy. AJR Am J Roentgenol, 2010, 194(1):202–206.

[18] Paraskeuopoulos T, Saranteas T. Ultrasound-guided obturator nerve block: the importance of the medial circumfl exfemoral vessels. Reg Anesth Pain Med, 2012, 37(5):565.

[19] Nestorova R, Vlad Violeta V, Petranova T, et al. Ultrasonography of the hip. Med Ultrason, 2012, 14(3):217–224.

[20] Holmich P. Long-standing groin pain in sports people falls into three primary patterns, a "clinical entity" approach: a prospective study of 207 patients. Br J Sports Med, 2007, 41(4):247–252.

[21] Robertson IJ, Curran C, McCaffrey N, et al. Adductor tenotomy in the management of groin pain in athletes. Int J Sports Med, 2011, 32(1):45–48.

[22] Soong J, Schafhalter-Zoppoth I, Gray AT. Sonographic imaging of the obturator nerve for regional block. Reg Anesth Pain Med, 2007, 32(2):146–151.

[23] Tagliafico A, Serafini F, Lacelli F, et al. Ultrasound-guided treatment of meralgia paresthetica (lateral femoral cutaneous neuropathy). J Ultrasound Med, 2011, 30(10):1341–1346.

[24] Aszmann OC, Dellon ES, Dellon AL. Anatomical course of the lateral femoral cutaneous nerve and its susceptibility to compression and injury. Plast Reconstr Surg, 1997, 100(3): 600–604.

[25] Hurdle MF, Weingarten TN, Crisostomo RA, et al. Ultra-

soundguided blockade of the lateral femoral cutaneous nerve: technical description and review of 10 cases. Arch Phys Med Rehabil, 2007, 88(10):1362–1364.

[26] Kim JE, Lee SG, Kim EJ, et al. Ultrasound-guided lateral femoral cutaneous nerve block in meralgia paresthetica. Korean J Pain, 2011, 24(2):115–118.

[27] Peng PW, Narouze S. Ultrasound-guided interventional procedures in pain medicine: a review of anatomy, sonoanatomy, and procedures: Part I: nonaxial structures. Reg Anesth Pain Med, 2009, 34(5):458–474.

[28] Shannon J, Lang SA, Yip RW, et al. Lateral femoral cutaneous nerve block revisited. A nerve stimulator technique. Reg Anesth, 1995, 20(2):100–104.

[29] Ng I, Vaghadia H, Choi PT, et al. Ultrasound imaging accurately identifies the lateral femoral cutaneous nerve. Anesth Analg, 2007, 107(3):1070–1074.

[30] Adler RS, Buly R, Ambrose R, et al. Diagnostic and therapeutic use of sonography-guided iliopsoas peritendinous injections. AJR Am J Roentgenol, 2005, 185(4):940–943.

[31] Jacobson JA, Bedi A, Sekiya JK, et al. Evaluation of the painful athletic hip: imaging options and imaging-guided injections. AJR Am J Roentgenol, 2012, 199(3):516–524.

[32] Eichenberger U, Greher M, Kirchmair L, et al. Ultrasound-guided blocks of the ilioinguinal and iliohypogastric nerve: accuracy of a selective new technique confi rmed by anatomical dissection. Br J Anaesth, 2006, 97(2):238–243.

[33] Peng P, Tumber P. Ultrasound-guided interventional procedures for patients with chronic pelvic pain-a description of techniques and review of literature. Pain Physician, 2008, 11(2):215–224.

[34] Gofeld M, Christakis M. Sonographically guided Ilioinguinal nerve block. J Ultrasound Med, 2006, 25(12):1571–1575.

[35] Kirschner JS, Foye PM, Cole JL. Piriformis syndrome, diagnosis and treatment. Muscle Nerve, 2009, 40(1):10–18.

[36] Thibaut D, de la Cuadra-Fontaine JC, Bravo MP, et al. Ilioinguinal/ iliohypogastric blocks: where is the anesthetic injected? Anesth Analg, 2008, 107(2):728–729.

[37] Eichenberger U, Greher M, Kirchmair L, et al. Ultrasound-guided blocks of the ilioinguinal and iliohypogastric nerve: accuracy of a selective new technique confi rmed by anatomical dissection. Br J Anaesth, 2006, 97(2):238–243.

[38] Huerto A, Yeo SN, Ho K. Piriformis muscle injection using ultrasonography and motor stimulation-report of technique. Pain Physician, 2007, 10:687–690.

[39] Finnoff JT, Hurdle MF, Smith J. Accuracy of ultrasound-guided versus fluoroscopically guided contrast-controlled piriformis injection. A cadaveric study. J Ultrasound Med, 2008, 27(8):1157–1163.

M.M. Ibrahim, MD
Performance Spine and Sports Medicine, Lawrenceville, NJ, USA
e-mail: mibrahim926@gmail.com

Y. Scott, MD
Department of Rehabilitation Medicine,
Icahn School of Medicine at Mount Sinai, New York, NY, USA
e-mail: yscott80@gmail.com

D.A. Spinner, DO, RMSK
Department of Anesthesiology—Pain Medicine,
Arnold Pain Management Center, Beth Israel Deaconess Medical Center,
Harvard Medical School, Brookline, MA, USA
e-mail: dspinnerny@gmail.com

J.E. Herrera, DO, FAAPMR
Interventional Spine and Sports Medicine Division,
Department of Rehabilitation Medicine,
Icahn School of Medicine at Mount Sinai,
New York, NY, USA

膝关节

David A. Spinner, Houman Danesh, Waheed S. Baksh

6

多种病理改变可致膝部受损，包括过度使用、肌腱疾病、韧带扭伤、神经损伤、滑囊炎、半月板撕裂和各种类型的关节炎。超声引导对在胫股关节腔、胫腓关节腔、鹅足囊和 Baker 囊肿这些部位进行注射和抽吸特别有帮助。超声引导对腘肌肌腱、髂胫束、髌韧带和股四头肌腱松解术、增生疗法和 PRP 注射也很有价值。

髌骨关节炎和关节积液

髌骨关节炎是肌骨注射应用中最常见的情况之一。肌骨超声逐渐成为诊断慢性疼痛骨关节炎中的滑膜炎和（或）积液的金标准[1]。近期研究显示，通过超声引导可提高注射准确性，增加治疗成功率，降低疼痛评分和使年治疗成本下降[1-4]。不准确的类固醇注射会导致类固醇性关节软骨萎缩、晶体滑膜炎及注射后疼痛（表 6.1~6.3）[2]。

扫查技术及解剖标记

患者仰卧位，膝关节弯曲 20°~30°，将探头以长轴放在髌骨中线的上极。从深层到浅层显示为股骨、股骨前脂肪垫、低回声的髌上关节腔、髌上脂肪垫、股四头肌腱插入髌骨。旋转探头 90° 至短轴平面，由深层到浅层显示为股骨，股骨前脂肪垫，低回声髌骨上、髌骨旁关节腔、髌骨上脂肪垫和股四头肌腱。滑行到内侧和外侧面去评估内侧和外侧髌骨旁凹陷里液体。挤压有助于显示关节腔（图 6.1）。

注射技术：切面内上外侧路径

患者体位：患者仰卧位，并且膝关节弯曲 20°~30°，用毛巾或枕头垫在膝关节下方。

探头位置：探头以短轴（横向）放置在大腿远端，髌骨的上方（图 6.2A）。髌上关节积液可能会直接显示于股四头肌腱的下方或者髌上脂肪垫的深层。

标记：确定股四头肌腱和肌肉，骨膜和脂肪垫，注射时要避开这些结构。

穿刺途径：穿刺针以切面内路径从外侧到内侧插入膝盖上髌骨上区。

安全提示：识别并避开明显的血管。

要点：

· 关节旁凹陷处积液：保持膝关节弯曲有利于

表 6.1 超声引导下膝部注射的应用

研究	作者	结果
超声引导下膝关节内注射的临床效果	Berkoff，等[2]	影像引导的准确率为96.7%，盲法注射为 81.0%，显著疼痛时准确率减少为75%，有效率增长 26%
超声图像引导下膝关节炎的关节内注射	Sibbitt，等[5]	48%治疗过程中疼痛减轻，42%疼痛评分下降，36%疗效维持时间增加，58%降低了每年的治疗费用

表 6.2 膝关节注射的准确性

作者	影像引导	盲法
Cunnington，等[6]	91.4%	81.8%
Park，等[7]	96.0%	83.7%
Balint，等[8]	94.7%	40.0%

表 6.3 比较超声引导下膝部注射的位置

研究	部位	准确率
比较膝部 3 个不同位置进行超声引导下关节注射[9]	上外侧	100%
	中间区	95%
	内侧	75%

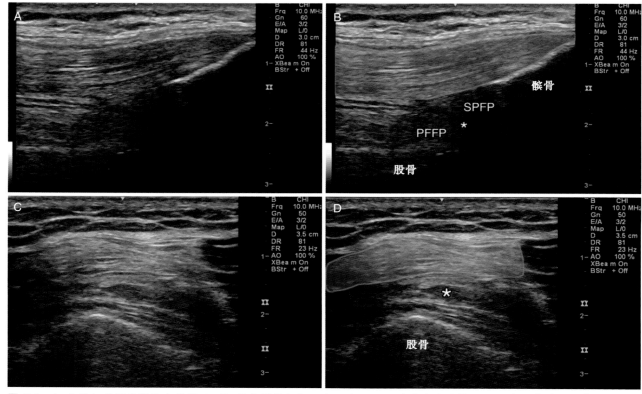

图 6.1　A. 矢状切面显示髌骨上关节凹。B. 橙色区域标记四头肌腱，SPFP 为髌上脂肪垫，PFFP 为股骨前脂肪垫，星号标记关节凹，髌骨和股骨已标记。C. 短轴切面显示髌骨上关节凹。D. 橙色区域标记四头肌腱，用星号标记关节腔，股骨已标记

使关节积液聚集在髌上间隙，或者可以将髌骨旁凹陷中的积液挤压至髌上囊。

· 将穿刺针穿过股外侧肌插入股四头肌腱的深处，保持穿刺针处于适合的平面角，避免损伤肌腱且能够呈现最佳的切面。

· 如果无积液，可改变探头的压力并注入局部麻醉药以分离髌上间隙。

物品准备：

· 高频线阵探头（8MHz 以上）。

· 22~25G，1.5″针（3″针可以用于过度肥胖的患者）。

· 1mL 类固醇制剂。

· 3~5mL 局部麻醉药。

髌骨肌腱炎

髌骨肌腱炎或"跳跃膝"是活动性局部前膝痛的常见病因[3]。慢性肌腱炎的处理有一定难度，因为这种肌腱的恢复能力比较差[4]。导致肌腱炎的病因目前仍不清楚。该病的组织学证据显示会发生组织退变，并伴有损伤修复的失败以及炎性细胞的缺失。髌骨肌腱病变的研究尚未证明何种治疗方法最有效。髌腱穿刺是无注射物穿刺（仅使用穿刺针），或仅给予硬化剂、自体血液、富血小板血浆（PRP）和糖皮质激素[10-13]。

扫查技术及解剖标记

患者仰卧位，膝关节屈曲 30°，使用枕头或者毛巾垫在膝关节下方。用探头纵切放置在髌腱上方。在近端，可显示低回声的髌骨和纤维丝带状的髌腱向远端延伸，Hoffa 脂肪垫位于髌腱深处。发生髌腱炎时，肌腱的形态为不规则、增厚、低回声的肿胀区，并且可能有潜在的新生血管形成[14]。在短轴和长轴上从髌骨的下极到胫骨粗隆的插入端，扫查肌腱的全部长径和宽径（图 6.3）。

注射技术：切面内短轴路径

患者体位：患者仰卧位，膝关节弯曲 30°，使用枕头或者毛巾垫在膝关节下方。

探头位置：将探头放置于髌骨的中线获得短

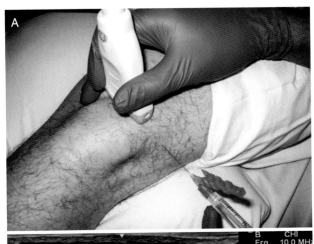

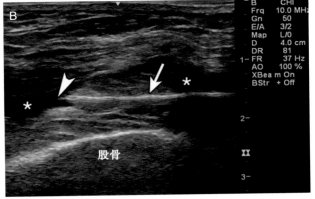

图 6.2　A. 探头位于髌骨上关节隐窝，采用切面内注射技术。B. 白色无柄箭头标记在关节隐窝里的针尖，白色有柄箭头标记穿刺针。星号标记渗出液，股骨已标记

轴的切面（图 6.4A）。

标记： 没有重要的血管和神经需要标记。

穿刺途径： 将针以切面内路径从外侧向内侧插入，或者从内侧向外侧插入，以肌腱变性最为明显的区域为目标。

安全提示： 当进行肌腱注射时要特别小心，因为可能会增加肌腱断裂的风险[15-16]。

要点：

· 采用一个较大的穿刺针去破坏钙沉积物。

· 增大彩色多普勒增益可能会发现新生血管的形成。

· 当在多方位重复进针时，可在长轴和短轴之间转换去探查肌腱炎的整体区域。

· 使用 "K-turn" 方法进针，即插入针，然后缩回，再顺时针或逆时针方向调整再插入，然后缩回，继而继续以这种方式穿刺，目的在于增加覆盖肌腱范围，并且避免了穿刺针多次穿过皮肤。

物品准备：

· 高分辨率线阵探头（10MHz 以上）。

· 25G，1.5″ 的穿刺针。

· 准备 0.5mL 的类固醇或 2~4mL 的 PRP 或自体全血。

· 1~3mL 局部麻醉药。

· 若是 PNT，则用更大的穿刺针（18~20G）。

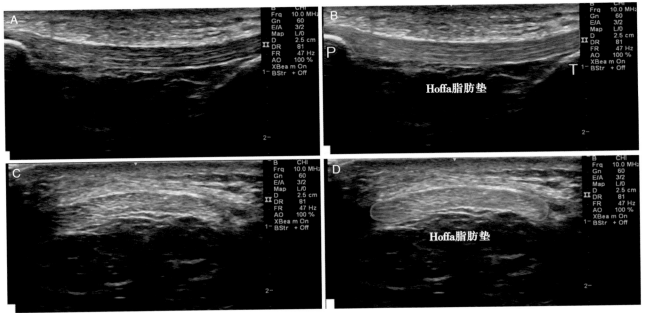

图 6.3　A. 矢状轴切面显示髌腱。B. 橙色区域标记髌腱，P 为髌骨，T 为胫骨粗隆，Hoffa脂肪垫已标记。C. 短轴切面显示髌腱。D. 橙色区域标记髌腱，Hoffa 脂肪垫已标记

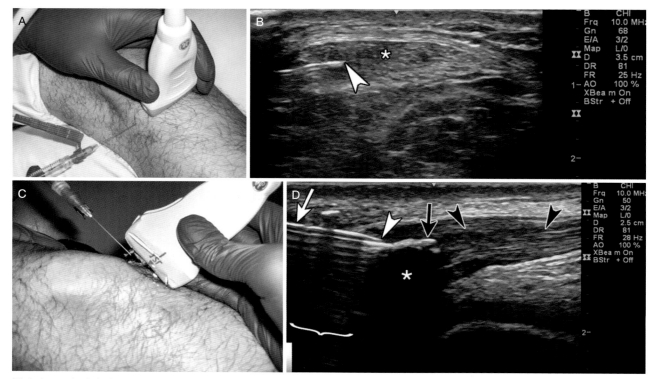

图 6.4 A. 探头轴向位于髌腱上，并采用切面内注射的方法。B. 白色无柄箭头标记针尖的位置，星号标记髌腱。C. 探头以矢状位放置于髌腱，采用凝胶垫和切面内注射路径。D. 矢状切面内穿刺至髌腱内钙沉积位置，探头位于矢状切面。白色无柄箭头标记针尖，白色有柄箭头标记穿刺针，大括号标记针道反射伪像。黑色有柄箭头标记钙化沉积，黑色无柄箭头标记髌腱，星号标记声影

鹅足滑囊炎

  鹅足滑囊炎是内侧膝痛的常见病因，常伴有进行性加重的膝关节炎、劳损或反复创伤[17]。它常常表现为行走疼痛和（或）上下楼梯疼痛[18]。当在相连的缝匠肌、股薄肌和半腱肌肌腱止点触诊时，患者常有压痛。经典的治疗方法包括休息、非甾体类抗炎药物治疗、物理疗法和皮质类固醇注射。文献中已经描述了注射疗法可不同程度地改善症状。然而，先前的注射是用盲法穿刺进行的。Finnoff 等在超声引导下进行鹅足滑囊注射，准确率达 100%，而对照组（未采用超声引导）的准确率为 50%[19]。目前临床上这种方法会带来多少临床疗效的改善尚不清楚（表 6.4）。

扫查技术及解剖标记

  探头放置于膝关节后内侧并进行倾斜的横切面检查，在横切面上可以看到缝匠肌、股薄肌和半腱肌，并可追踪到其远端的止点。从深层到浅层，可以识别高回声的胫骨近端、内侧副韧带（MCL）的

纤维、鹅足滑囊和表面的 3 个椭圆形的肌腱。这种黏液正常时很少能看到，当患者有症状时，提示鹅足滑囊炎可能和以下疾病相鉴别：远端肌腱疾病、内侧膝神经炎和胫骨应激反应（图 6.5）。

注射技术：切面内矢状路径

  患者体位：患者仰卧位，膝部伸展，腿外旋，并用毛巾垫在膝关节下方，使膝盖轻微弯曲。

  探头位置：探头以短轴（横切）放在大腿远端的后内侧。沿着半腱肌，向远端移动探头，有助于显示股薄肌和缝匠肌。当探头向远端和前内侧移动时确定肌腱位置。旋转探头，相对于内侧副韧带（MCL）长轴放置，位于胫骨内侧的矢状切面上（图 6.6A）。

  标记：识别鹅足滑囊的中央区域，在皮肤上标记鹅足滑囊中心和 MCL 前缘交叉位置。

表 6.4 超声引导下和盲法鹅足滑囊注射的准确性对比

研究	作者	准确率
超声引导 *vs* 盲法	Finnoff，等	100% *vs* 50%

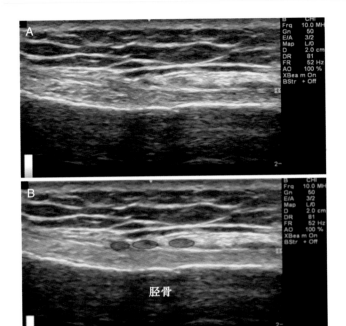

图 6.5　A. 矢状切面显示鹅足黏液囊。B. 绿色区域标记内侧副韧带，紫色圆圈标记鹅足肌腱，胫骨已标记

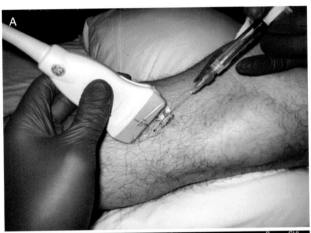
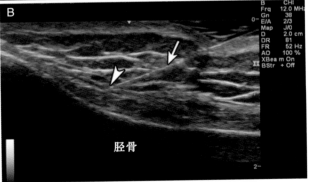

图 6.6　A. 探头矢状位放置于鹅足滑囊，采用凝胶垫和切面内穿刺路径。B. 白色无柄箭头标记针尖，白色有柄箭头标记穿刺针，胫骨已标记

进针位置： 在探头近端或远端以切面内路径插入穿刺针，位于 MCL 和鹅足之间的滑囊为目标。

安全提示： 这种浅表注射的方法可能增加注射部位脱色和和脂肪萎缩的风险。避免直接在 MCL 注射类固醇[15]。

要点：

- 鹅足滑囊常常位于内侧关节线远端 2.5~3cm。
- 滑囊位于鹅足腱和 MCL 之间。

物品准备：

- 高频线阵探头（10MHz 以上）。
- 25G，1.5″ 的穿刺针。
- 1mL 类固醇制剂。
- 2mL 局部麻醉药。

胫腓关节

胫腓关节（PTFJ）是一个滑动关节，具有较大的形态学变异。根据解剖学，PTFJ 分为两个主要类型：水平型，具有较大的关节接触面积和旋转运动能力；倾斜型，具有较少的关节接触面积和运动能力。这个关节支撑着腿部 1/6 的轴向负荷。作为外侧关节痛的潜在原因可能常常被忽视，经常被误诊为外侧副韧带损伤[20,21]。患者的症状是非特异性的，患者可能常主诉关节不稳定，膝关节前外侧和小腿外侧疼痛并涉及周围区域。加重的因素可能包括爬楼梯、腘绳肌疼痛或者紧张、膝部和脚踝运动[22]。有研究发现，体格检查包括手法加压或分级放松 PTFJ，和关节炎的程度并无相关性[23,24]。因此，胫腓关节注射可能会提供诊断和治疗两方面的收益（表 6.5）。

扫查技术及解剖标记

患者斜侧卧位，使患侧膝关节外侧面朝上[25]。膝部轻微弯曲 20°~30°，使关节间隙增宽，触诊 PTFJ，使探头放置在横向斜切面，旋转探头以获得最佳视野[26]。从深层到浅层，确认胫骨和腓骨两个高回声之间的关节间隙、连接两处骨骼的胫腓韧带以及浅表皮下组织（图 6.7）。

表 6.5　超声引导和触诊引导的 PTFJ 注射准确率

方法	准确率	溢出准确率	错误率
超声引导	67%	33%	0
触诊引导	17%	42%	42%

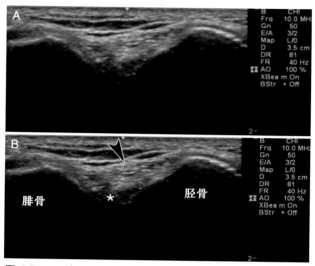

图 6.7 A. 横斜切面位于 PTFJ 上。B. 星号标记关节间隙，黑色无柄箭头标记胫腓韧带，腓骨和胫骨已标记

注射技术：切面外横斜路径

患者体位： 患者斜侧卧位，膝关节轻微弯曲，将一个毛巾卷放在膝下，使患者更加舒适。

探头位置： 探头放置于横斜切面，外侧端位于腓骨小头，探头内侧应当指向髌骨下极，置于胫骨上；探头外侧端固定于腓骨小头，旋转内侧端以优化关节间隙显示（图 6.8A）。

标记： 确认连接胫骨和腓骨前上端的胫腓韧带，这条韧带位于关节间隙的浅层。

进针位置： 采用切面外进针，垂直于探头长轴，插入位于胫骨和腓骨间的关节间隙。

安全提示： 当触及疼痛的骨质表面时要谨慎。

要点：

· 旋转位于关节间隙上的探头，以便发现最宽的区域。

· 一旦针头插入，旋转穿刺针有助于显示点状高回声的针尖。

物品准备：

· 高频率线阵探头（8MHz 以上）。

· 25G，1.5″的穿刺针。

· 0.5mL 类固醇制剂。

· 1~3mL 局部麻醉药。

腘　肌

膝关节外侧疼痛的评价和治疗具有一定的挑战性，特别是在没有大的创伤时。腘肌腱（PMTU）

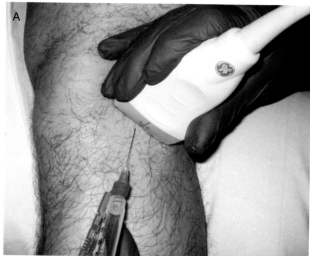

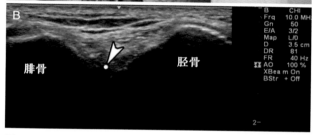

图 6.8 A. 探头斜切面位于 PTFJ 上，采用切面外穿刺路径。B. 白色无柄箭头标记位于关节间隙内的针尖，腓骨和胫骨已标记

主要起源于股骨外侧髁、腓骨远端，并以三角形的模式止于胫骨近端后内侧表面。PMTU 参与维持膝关节的稳定性、辅助控制胫骨旋转[27]。PMTU 损伤并不常见，可能来源于骨赘引起的冲击和磨损，股骨远端和胫骨近端的旋转损伤、肌腱炎或者慢性劳损，特别是长跑运动员和跑步爱好者[28]。超声引导下腘窝腱鞘注射可能会为 PMTU 疼痛的诊断和治疗提供重要帮助，然而缺乏高度敏感性或特异性的临床检查来区分 PMTU 疼痛（表 6.6）。

扫查技术及解剖标记

患者斜侧卧位，患侧 PMTU 朝上。膝盖轻微屈曲，将一条毛巾卷放在膝关节下方，使患者感到舒适。将探头以斜角平面置于膝部外侧，从股骨外上髁到腓骨小头。确认外侧副韧带连接股骨

表 6.6 超声引导下腘肌腱鞘注射的准确性[29]

方法	准确率	溢出准确率	错误率
纵向路径	33%	67%	0
横向路径	25%	58%	17%

外侧髁和腓骨小头，它位于腘肌腱的浅层，而在肌沟部位可观察到腘肌腱短轴，并可观察到腘腓韧带附着于腓骨小头[29-30]。旋转探头 90° 并在长轴上观察腘肌腱（图6.9）。

注射技术：切面内短轴冠状路径

患者体位：患者侧卧位，膝关节弯曲 20°~30°，大腿向内侧轻微旋转。

探头位置：触诊股骨外侧髁，将探头头侧端放置于股骨外侧髁，尾端位于腓骨。在髁间沟可以观察到 PMTU 横切图像。在此处很容易发生声像图的各向异性（图 6.10A），此处很容易受各向异性声像干涉。

标记：确认和避免注射到外侧副韧带、ITB 或关节腔。

进针位置：穿刺针采用切面内方式自上至下插入 PMTU 上缘（腱鞘）。

安全提示：避免直接注射到肌腱，因为这会增加肌腱断裂的敏感性。如果使用皮质类固醇，可能会带来局部脂肪萎缩和注射部位脱色的风险。

要点：

· 在设计进针路线时，要注意识别外侧副韧带，避免注射到该韧带。

· 尽可能将针停留在前侧，有助于避开后方的腓总神经。

物品准备：

· 高频率线阵探头（10MHz 以上）。

· 25G，1.5″的穿刺针。

· 0.5mL 类固醇制剂。

· 1~3mL 局部麻醉药。

髂胫束摩擦综合征（ITBS）

髂胫束（ITB）摩擦综合征是膝关节外侧疼痛的常见原因，最常发生在经常跑步和骑自行车的人群中，第一次被报道是发生在军队的新兵[31]。ITB 远端收敛阔筋膜张肌、臀大肌，并在股骨臀肌粗隆水平穿入臀中肌。髂胫束沿股骨外侧向远端走行，在远端由两个主要附着端形成倒"U"字形附着于外侧髁和 Gerdy 结节。ITBS 被认为由其跨过股骨外上髁时反复摩擦和磨损造成，或 ITB 滑囊慢性炎症引起。训练因素，包括训练强度和频率的突然增加，被认为在 ITBS 的发展中起到了重要作用。患者常常表现为疼痛和在外侧关节上约 3cm 股骨外侧髁压痛[26]。ITBS 的评价常采用Ober 试验，或直接触诊评价紧张度和疼痛。超声和磁共振能够对健康人和患者的 ITB 增厚提供一些标准值。与单纯使用利多卡因相比，皮质类固醇注射被认为能够辅助缓解该类患者的疼痛（表 6.7）[27]。

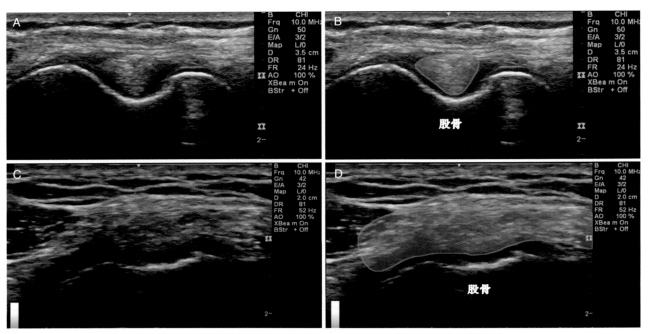

图 6.9 A. 斜切面观察到的 PMTU。B. 橙色表示股骨髁间沟内的腘肌腱，股骨已标记。C. 纵切面观察到的腘肌腱。D. 橙色区域标记纵切面观察到的腘肌腱，股骨已标记

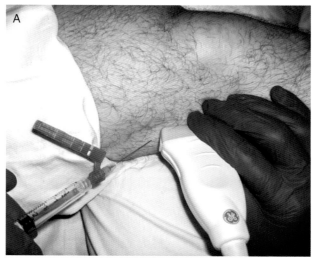

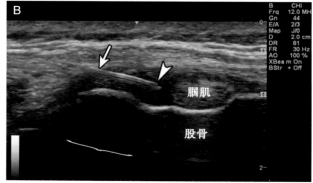

图 6.10 A. 探头冠状切面显示 PMTU 并采用切面内注射技术。B. 白色无柄箭头指示针尖，白色有柄箭头指示穿刺针，括号表示穿刺针的反射伪像，腘肌和股骨已标记

表 6.7 ITB 厚度正常值

研究	成像方法	病例	ITB 厚度 (mm)	解剖位置
Goh，等[32]	超声	健康对照	1.9±0.3	股骨外上髁
Wang，等[33]	超声	健康对照	1.9±0.2	股骨外上髁
Gyaran，等[34]	超声	健康对照	1.1±0.2	膝关节
Ekman，等[35]	MRI	ITB 综合征患者	5.4±2.1	股骨外上髁

扫查技术及解剖标记

患者侧卧位或仰卧位，患侧腿部向内侧旋转。从膝关节外侧骰骨外上髁上方的冠状切面进行扫描，然后沿膝关节外侧至 Gerdy 结节的 ITB 附着端。Gerdy 结节是一个骨性突起，位于胫骨前外侧髁和髌腱远端外侧缘。在 ITB 和股骨外侧髁之间尝试识别 ITB 黏液囊。Gyaran 等人发现在股骨外上髁水平超声测量的正常人 ITB 平均厚度为 1.1±0.2mm，该数值与平均年龄、体重、身高和性别无

相关性（图 6.11）[34]。

注射技术：切面内冠状路径

患者体位： 患者侧卧位，膝关节弯曲 30°。

探针位置： 将探头放置于膝关节外侧，呈现冠状切面。在高回声的股骨和其上高密度纤维状的 ITB 之间寻找低回声的滑囊（图 6.12A）。

标记： 识别股骨外上髁和 Gerdy 结节，在膝关节外侧测量 ITB 厚度。

进针位置： 以切面内路径将穿刺针从近端向远端插入或从远端向近端插入发炎的黏液囊或增厚的 ITB。

安全提示： 由于 ITB 位置表浅，皮质类固醇注射会导致局部脂肪萎缩和皮肤色素缺失，以及 ITB 针刺松解或富血小板血浆注射会引发血肿风险。注射时要小心，避免注射到肌腱，因为这会增加肌腱断裂的风险[11]。

要点：

· 超声测量有助于监测 ITB 的不对称增厚

物品准备：

· 高频率线阵探头（10MHz 以上）。

· 25G，1.5″的穿刺针。

· 0.5mL 类固醇、2~4mL PRP 或者自体全血。

· 1~3mL 局部麻醉药。

· 对于 PNT，则需使用大规格的穿刺针（20~22G）。

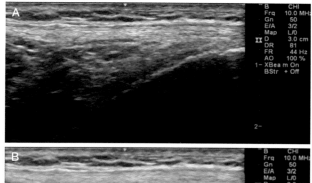

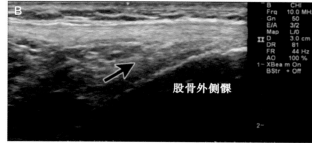

图 6.11 A. 髂径束的冠状图。B. 橙色区域标示髂径束，箭头指示脂肪垫，股骨外上髁已标记

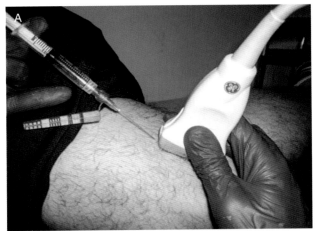

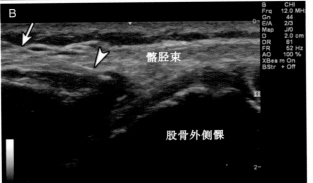

图 6.12 A.置于髂胫束冠状切面的探头位置及切面内进针法。B.白色无柄箭头指示位于髂胫束深层的针尖，白色有柄箭头指示穿刺针

Baker 囊肿

Baker 囊肿是发生于腘窝的囊肿，边界由半膜肌和内侧腓肠肌构成，主要是由于半膜肌和内侧腓肠肌的滑囊向后扩张形成，并与腓肠下滑囊相交通[36]。原发性 Baker 囊肿不与膝关节囊相交通，并且在儿童更为常见。大部分 Baker 囊肿是继发囊肿(由于骨性关节炎、半月板撕裂或创伤导致）与膝关节有交通[37]。患者常主诉后膝部疼痛、僵硬和肿胀。囊肿破裂会引起剧烈的疼痛和腓肠部肿胀，易被误诊为深静脉血栓形成（deep vein thrombosis, DVT）。超声技术提供了一个快速、准确、低成本的成像工具来鉴别 Baker 囊肿[38]。因为这个区域的神经血管结构和囊肿性质复杂，超声引导技术非常重要，可以保证最大容量地抽吸囊液。

扫查技术及解剖标记

患者俯卧位，膝关节伸展。将探头轴向（横向）放置于腓肠肌的上 1/3 处。向内侧和外侧移动

探头，以显示内侧和外侧腓肠肌。向内侧腓肠肌内侧缘扫查，显示半膜肌肌腱，其位于腓肠肌肌腱内侧，然后向上扫查到膝关节。囊肿表现为新月形、低回声或无回声、边界清晰。慢性囊肿可能会有不均质的表现。囊肿的茎部或蒂可能在内侧腓肠肌和半膜肌之间或深面显示。转动探头90°来显示囊肿长轴，测量大小，观察形状，并评价是否破裂。末端如果变得锐利说明囊肿已破裂，这种现象常发生在下半部分。以短轴切面扫查后膝外侧，会显示腘动脉、静脉和胫神经（图6.13）。

注射技术：切面内矢状路径

患者体位：患者俯卧位，腿部伸展。
探头位置：将探头轴向（横向）放置于小腿上 1/3 处。移动探头到内侧腓肠肌内侧缘，然后向上扫查至膝关节。确认半膜肌和内侧腓肠肌肌腱。Baker 囊肿常表现为圆形、薄壁和无回声。旋转探头至长轴切面，可以从上极至下极评价囊肿。探头纵切放置于囊肿中心（图6.14A）。

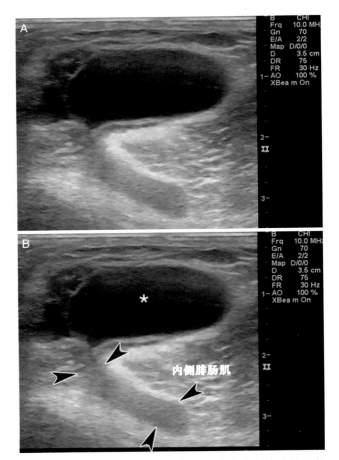

图 6.13 A. Baker 囊肿短轴图像。B. 黑色无柄箭头指示与关节相通的蒂，星号标示 Baker 囊肿，内侧腓肠肌已标记

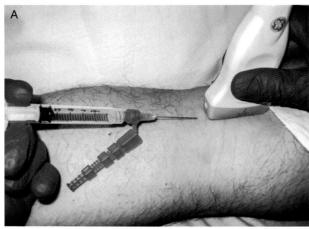

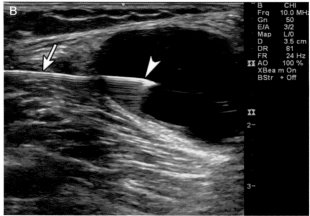

图6.14　A.膝关节背侧，探头矢状切并采用切面内穿刺技术。B. 无柄白色箭头指示 Baker 囊肿内的穿刺针尖，有柄白色箭头指示穿刺针

标记：横向扫查，标记腘动、静脉和胫神经。

进针位置：以切面内路径由远及近插入穿刺针。

安全提示：避免将穿刺针置于腘窝内侧和外侧。应用多普勒技术避开腘动静脉。

要点：

· 前后摇摆探头以避免声像图的各向异性。内侧腓肠肌和半膜肌肌腱并不是真正的相互平行；因此，正常的高回声肌腱可能表现为低回声。

· 囊肿一端变得锐利常表示囊肿破裂 [14]。

· 多普勒能够确认有无血流缺失以排除腘动脉瘤或者静脉扩张[39]。

物品准备：

· 高频率的线阵探头（8MHz 以上）。

· 16~20G，1.5″腰椎穿刺针。

· 1mL 皮质类固醇。

· 1~3mL 局部麻醉药。

参考文献

[1] Esen S, Akarirmak U, Aydm FY, et al. Clinical evaluation during the acute exacerbation of knee osteoarthritis: the impact of diagnostic ultrasonography. Rheumatol Int, 2013, 33:711–717.

[2] Berkoff DJ, Miller LE, Block JE. Clinical utility of ultrasound guidance for intra-articular knee injections: a review. Clin Interv Aging, 2012, 7:89–95.

[3] Kettunen JA, Kvist M, Alanen E, et al. Long-term prognosis for jumper's knee in male athletes. A prospective follow-up study. Am J Sports Med, 2002, 30:689–692.

[4] Ark M, Zwerver J, Akker-Scheek I. Injection treatments for patellar tenidonpathy. Br J Sports Med, 2011, 45:1068–1076.

[5] Sibbitt Jr WL, Band PA, Kettwich LG, et al. A randomized controlled trial evaluating the cost-effectiveness of sonographic guidance for intra-articular injection of the osteoarthritis knee. J Clin Rheumatol, 2011, 17(8):409–415.

[6] Cunnington J, Marshall N, Hide G, et al. A randomized, doubleblind, controlled study of ultrasound-guided corticosteroid injection into the joint of patients with infl ammatory arthritis. Arthritis Rheum, 2010, 62(7):1862–1869.

[7] Bum Park Y, Ah Choi W, Kim YK, et al. Accuracy of blind versus ultrasound-guided suprapatellar bursal injection. J Clin Ultrasound, 2012, 40(1):20–25.

[8] Balint PV, Kane D, Hunter J, et al. Ultrasound guided versus conventional joint and soft tissue fluid aspiration in rheumatology practice: a pilot study. J Rheumatol, 2002, 29(10):2209–2213.

[9] Park Y, Lee SC, Nam HS, et al. Comparison of sonographically guided intra-articular injections at 3 different sites of the knee. J Ultrasound Med, 2011, 30:1669–1676.

[10] Filardo G, Kon E, Villa SD, et al. Use of platelet rich plasma for the treatment of refractory jumper's knee. Int Orthop, 2010, 34(6): 909–915.

[11] De Vos RJ, Van Veldhoven PLJ, Moen MH, et al. Autologous growth factor injections in chronic tendinopathy; a systematic review. Br Med Bull, 2010, 95(1):63–77.

[12] Hoksrud A, Torgalsen T, Harstad H, et al. Ultrasound-guided sclerosis of neovessels in patellar tendinopathy. Am J Sports Med, 2012, 40(3):542–546.

[13] James SL, Ali K, Pocock C, et al. Ultrasound guided dry needling and autologous blood injection for patellar tendinosis. Br J Sports Med, 2007, 41:518–522.

[14] Hoksrud A, Ohberg L, Alfredson H, et al. Color Doppler ultrasound findings in patellar tendinopathy (Jumper's knee). Am J Sports Med, 2008, 36(9):1813–1820.

[15] Haraldsson BT, Langberg H, Aagaard P, et al. Corticosteroids reduce the tensile strength of isolated collagen fascicles. Am J Sports Med, 2006, 34:1992–1997.

[16] Carpenito G, Gutierrez M, Ravagnani V, et al. Complete rupture of biceps tendons after corticosteroid injection in

psoriatic arthritis "Popeye sign": role of ultrasound 2. J Clin Rheumatol, 2011, 17:108.

[17] Biundo JJ. Regional rheumatic pain syndromes//Shumacher HR. Primer on the rheumatic diseases. 11nd. Atlanta: Arthritis Foundation, 1997: 144.

[18] Yoon HS, Kim SE, Suh YR, et al. Correlation between ultrasonographic fi ndings and the response to corticosteroid injection in pes anserinus tendinobursitis syndrome in knee osteoarthritis patients. J Korean Med Sci, 2005, 20:109–112.

[19] Finnoff JT, Nutz DJ, Henning PT. Accuracy of ultrasound-guided versus unguided pes anserinus bursa injections. PM R, 2010, 2:732–739.

[20] Proximal tibiofi bular joint injuries//Wheeless' textbook of orthopaedics. Online at http://www.wheelessonline.com/ortho/ proximal_tibiofi bular_joint_injuries.

[21] Andersen K. Dislocation of the superior tibiofi bular joint. Injury, 1985, 16:494–498.

[22] Oztuna V, Yildiz A, Ozer C, et al. Involvement of the proximal tibiofibular joint in osteoarthritis of the knee. Knee, 2003, 10:347–349.

[23] Ozcan O, Boya H, Oztekin H. Clinical evaluation of the proximal tibiofi bular joint in knees with severe tibiofemoral primary osteoarthritis. Knee, 2009, 16:248–250.

[24] Nadaud MC, Ewing JW. Proximal tibiofi bular joint arthritis: an unusual cause of lateral knee pain. Orthopedics, 2001, 24:397–398.

[25] Smith J, Finnoff JT, Lvey BA, et al. Sonographically guided proximal tibiofi bular joint injection. J Ultrasound Med, 2010, 29:783–789.

[26] McNally E. Musculoskeletal interventional ultrasound//McNally E. Practical musculoskeletal ultrasound. 1nd. New York: Elsevier, 2005: 300–301.

[27] Gunter P, Schwellnus MP. Local corticosteroid injection in iliotibial band friction syndrome in runners: a randomized controlled trial. Br J Sports Med, 2004, 38(3):269–272.

[28] Gain WJ, Mohammed A. Osteophyte impingement of the popliteus tendon as a cause of lateral knee joint pain. Knee,

2002, 9:249–252.

[29] Smith J, Finnoff JT, Santaella-Sante B, et al. Sonographically guided popliteus tendon sheath injection techniques and accuracy. J Ultrasound Med, 2010, 29:775–782.

[30] Sekiya JK, Jacobson JA, Wojtys EM. Sonographic imaging of the posterolateral structures of the knee: findings in human cadavers. Arthroscopy, 2002, 18(8):872–881.

[31] Renne JW. The iliotibial band friction syndrome. J Bone Joint Surg Am, 1975, 57(8):1110–1111.

[32] Goh LA, Chhem RK, Wang SC. Iliotibial band thickness: sonographic measurements in asymptomatic volunteers. J Clin Ultrasound, 2003, 31:239–244.

[33] Wang TG, Jan MH, Lin KH, et al. Assessment of stretching of the iliotibial tract with Ober and modifi ed Ober tests: an ultrasonographic study. Arch Phys Med Rehabil, 2006, 87:1407–1411.

[34] Gyaran IA, Spiezia F, Hudson Z. Sonographic measurement of iliotibial band thickness: an observational study in healthy adult volunteers. Knee Surg Sports Traumatol Arthrosc, 2011, 19:458–461.

[35] Ekman EF, Pope T, Martin DF. Magnetic resonance imaging in iliotibial band syndrome. Am J Sports Med, 1994, 22:851–854.

[36] Rauschning W. Popliteal cysts and their relation to the gastrocnemiosemimembranous bursa: studies on the surgical and functional anatomy. Acta Orthop Scand, 1979, 179: 9–43.

[37] Janzen DL, Peterfy CG, Forbes JR, et al. Cystic lesions around the knee joint: MR imaging fi ndings. Am J Roentgenol, 1994, 163: 155–161.

[38] Chen CK, Lew HL, Liao RIH. Ultrasound-guided diagnosis and aspiration of Baker's cysts. Am J Phys Med Rehabil, 2012, 91(11): 1002–1004.

[39] Koroglu M, Callioglu M, Eris HN, et al. Ultrasound guided percutaneous treatment and follow-up of Baker's cyst in knee osteoarthritis. Eur J Radiol, 2012, 81:3466–3471.

D.A. Spinner, DO, RMSK
Department of Anesthesiology—Pain Medicine,
Arnold Pain Management Center,Beth Israel Deaconess Medical Center,
Harvard Medical School, Brookline, MA, USA
e-mail: dspinnerny@gmail.com

H. Danesh, MD
Department of Anesthesiology—Pain Medicine,
Icahn School of Medicine at Mount Sinai, New York, NY, USA
e-mail: houmanmd@gmail.com

W.S. Baksh, MD, DPT
Advanced Pain Relief Center, Winchester Medical Center,
Winchester, VA, USA
e-mail: waheed.baksh@gmail.com

7 足与踝

Kiran Vadada, Richard G. Chang, Christopher Sahler, Jonathan S. Kirschner

足与踝的功能是基于复杂的结构网络，其中每一个结构都可能受到创伤的影响。脚踝、足后段、足中段和足前段的相互作用完成多平面的运动。稳定性主要是由正中韧带（三角肌）和侧副韧带维持。足部和踝部所承受的移动性和重复性压力使他们易受损伤。骨骼及其软骨性关节会发生退行性变、骨折和炎症。肌肉、肌腱和韧带可能会因急性或慢性撕裂或劳损而受损伤。周围神经病变和血管病变可能导致损伤以及延缓修复。

进行足部和踝部注射时，超声引导技术的准确性优势及其临床应用已有广泛报道，并在这一章中多为引用。考虑到这个部位高密度的组织结构，因此，准确性是保证诊断和治疗有效性的关键。更重要的是，超声引导下能够显示神经血管结构和骨性标志，这提高了患者治疗的安全性和舒适度。

胫距关节（踝关节）

胫距关节是一个可动关节，由距骨上方和内侧的胫骨远端和外侧的腓骨远端组成。这样内侧和外侧关节靠他们各自承载的距骨表面软骨保持平衡。关节囊韧带环绕踝部并通过内外侧韧带联合加强。尽管关节周围结构发生扭伤或其他软组织伤很常见，但关节炎仍是关节内疼痛的主要原因。踝关节在跖屈位置的前侧路径被认为是首选的路径，因为可以清楚地显示积液，为细针抽吸及注射提供进针路线[1-3]。在胫距关节，超声可以探及约 2mL 的液体，不超过 3mL 可被认为是正常情况（表 7.1）[6-7]。

扫查技术及解剖标记

在矢状平面扫查关节的前面来观察关节的前凹。确认胫骨远端、距骨头和距骨顶，以及其间很薄的无回声软骨。关节囊延伸，表现为位于胫骨远端和距骨头之间的强回声线条。在关节囊的深部是关节内脂肪垫，呈三角形，像一个宽箭头向后下方指向关节腔内。在关节内侧和外侧的扫查能显示距骨顶的表面，以探及积液或骨软骨的缺失。旋转探头 90°，变化成轴向切面。将探头轻轻地置于胫骨远端下方，能够确认胫前韧带、踇长伸肌腱、趾长伸肌腱。确认并避开胫前动脉和腓深神经（图 7.1）。

注射技术：通过矢状前路径[2,8]

患者体位：患者仰卧位，膝关节屈曲，脚掌放平。或者踝部放置于床尾，足部放松置于床外，被动跖屈。

探头位置：探头放置于踇长伸肌和胫前肌之间并使此图像位于屏幕中心，然后旋转至矢状切面，准备注射（图 7.2A）。

标记：确认足背动脉、腓深神经、胫前韧带和踇长伸肌。

进针位置：通过切面内路径进针，保持相对陡倾的角度，以避免损伤距骨顶，距骨顶常与覆盖的积液相邻。

安全提示：避开足背动脉、腓深神经、胫前韧带和踇长伸肌腱。

要点：
· 在注射过程中，注射部位必须放松，使阻力最小。

· 脂肪垫向上迁移更进一步确认关节内注

表 7.1　胫距关节注射的准确性

研究	作者	准确率
触诊	Wisniewski，等[4]	88%
超声引导	Kirk，等[5]	100%

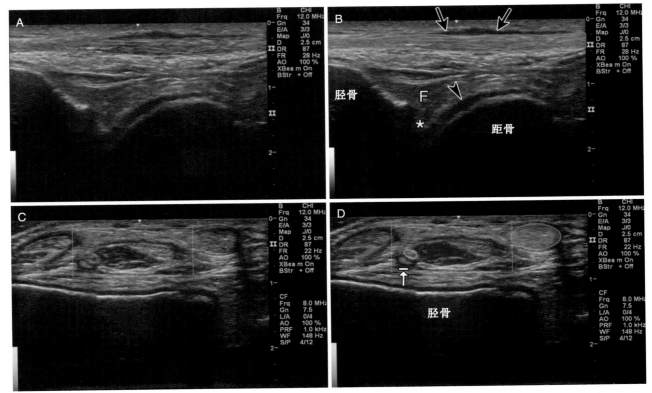

图 7.1　A. 胫距关节矢状切面。B. 橘色区域表示胫前韧带，黑色箭头表示透明软骨，黑色箭头尖端表示胫前韧带内积液。C. 胫距关节短轴切面。D. 橘色区域表示胫前肌肉，紫色区域标示踇长伸肌，黄色区域标记腓深神经。品红色标示伸趾长肌，箭头及短线标示胫前动脉

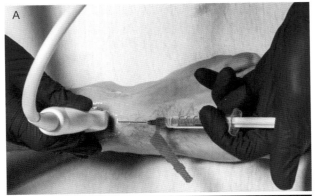

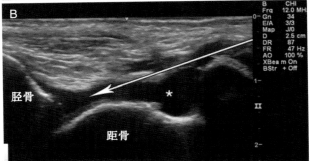

图 7.2　A. 矢状位探头置于前胫距关节之上，从切面内路径进针。B. 胫距关节矢状切面。箭头标示进针路径。星号标记积液。胫骨和距骨已标记

射弥散。

· 如果显示效果较差，可以采用凝胶支架来辅助显示。

物品准备：

· 中频线阵探头（8~12MHz）。

· 22~25G，1.5″穿刺针。

· 0.5~1.0mL 类固醇制剂。

· 1~3mL 局部麻醉药。

距下关节（距跟关节）

距下关节由位于距骨和跟骨之间的 3 组关节组成。关节前面位于跟骨前内侧角之上，中间面位于内侧，后面位于跟骨后。关节前面和中间面相邻，一起组成前距下关节[9-10]。目前文献只聚焦在后关节，也许因为它是 3 组关节中最大的，也可能是因为此关节承担身体主要体重。在一项研究中，使用前外侧路径的盲法注射，结果 27% 溢出到周围结构，并且分布不可预计[9]。后外侧路径

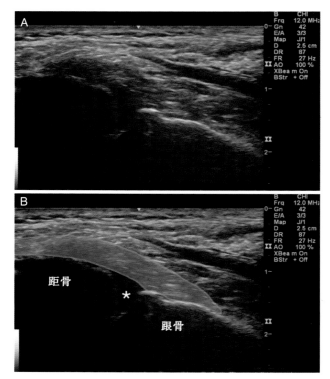

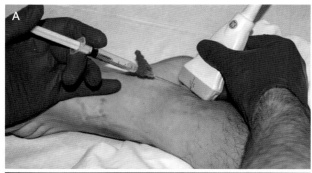

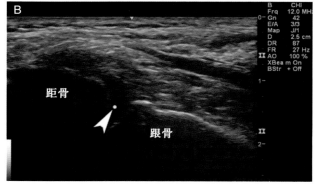

图 7.3　A. 后距下关节冠状切面；B. 绿色区域标记三角肌韧带。距骨和跟骨已标记

图 7.4　A.冠状位探头置于后内侧距下关节之上，采用切面外进针位置。B. 距下关节冠状切面。白色无柄箭头标示针尖。距骨和跟骨已标记

的研究认为此路径比前外侧路径准确度高（91.2% vs 67.6%）[10]。一项研究比较了超声引导下前外侧、后外侧和后内侧路径，结果发现 3 种方法达到了 100% 的准确度，溢出率分别为 25%、25% 和 8.3%[11]。采用动态超声可能呈现一个更加平滑的进针轨迹，最小范围减少与周围组织接触[12]。

扫查技术及解剖标记

后内侧路径已被证实准确性最高（上述文献）。使患者侧卧，患侧关节内侧面向上，一条卷状的毛巾垫在外侧踝下，以使踝部距骨下部分外翻。将探头置于冠状面，近端位于踝部内侧，远端跨过跟骨载距突。确认中间距下平面，它显示为一个位于载距突和距骨之间的无回声间隙。向后部扫查探头，可以发现无回声的、位于中间的后距下关节线（图 7.3）。

注射技术：切面外冠状后内侧路径

患者体位：侧卧位，患侧踝部内侧面向上。可在外侧踝下垫放毛巾卷以提高距下部位的外翻。

探头位置：将探头置于冠状平面，刚好位于支撑沟和内侧踝后面（图 7.4A）。

标记：确认和避免损伤跗管。

进针位置：从切面外进针，放置于探头前方，并使其保持向后方，向外侧的角度。

安全提示：避免损伤胫后肌腱、屈趾肌腱、蹈长屈肌腱、跖神经和动脉。

要点：
· 距下结构的排列根据病理分型的不同而各异。
· 耦合剂支架可以用于优化进针线。

物品准备：
· 高频线阵探头。
· 22~25G，1.5"穿刺针。
· 0.5mL 类固醇注射液。
· 1~3mL 局部麻醉药。

内侧（三角）韧带

踝部扭伤占整个踝部损伤的 15%~40%[13,15]。内侧韧带由后胫距韧带、胫跟韧带、胫舟韧带和前距胫韧带组成。这样的复合结构更加强壮、稳定，较之外侧韧带不易发生损伤。它是踝关节稳定性的主要结构，也是距骨外翻和外旋的主要限制结构。发生在外踝的外旋骨折常伴有内侧韧带损伤。

局部水肿、压痛和瘀斑不足以诊断内侧韧带损伤。磁共振在显示韧带异常方面有极大的帮助，但是不能显示关节不稳。2004年的一项研究显示，大部分经常用来发现三角韧带破裂和内踝不稳定性（内部清晰的空间）的影像学可靠性比较差[16]。一项前瞻性研究表明在 12 例旋后外侧旋转损伤患者，超声准确诊断了急性三角肌韧带断裂，准确性和特异性均达到了 100%[8]。目前尚无证据支持局部注射对内侧韧带损伤的作用。但是，现有的研究似乎表明适当注射的发展前景可观。

扫查技术及解剖标记

患者侧卧，患侧踝部内侧面向上。可在外侧踝下垫放毛巾使距下部位处于外翻。保持探头近端位于内踝上，旋转远端至距骨颈，以显示胫距韧带；旋转远端至舟骨，以显示胫舟韧带；旋转远端至载距突，以显示胫跟韧带；旋转远端至距骨后侧以显示后胫距韧带，此韧带位于胫后肌腱深部（图 7.5）。

注射技术：切面内冠状路径

患者体位： 患者侧卧，患侧踝部内侧面向上。可在外侧踝下垫放毛巾卷使距下部位处于外翻。

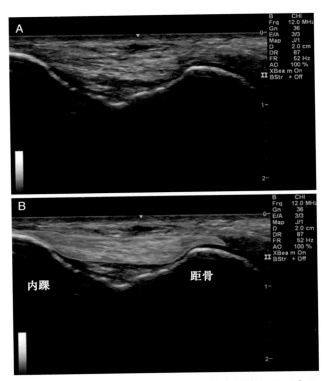

图 7.5 A. 胫距前韧带冠状切面。B. 绿色区域显示三角肌韧带胫距部分。内踝和距骨已标记

探头位置： 保持探头近端位于内踝上，旋转远端至距骨颈，以显示胫距前韧带；旋转远端至舟骨，以显示胫舟韧带；旋转远端至载距突，以显示胫跟韧带；旋转远端至距骨后侧，以显示后胫距韧带，此韧带位于胫后肌腱深部（图 7.6A）。

标记： 确认跗管，避免误穿损伤。

进针位置： 采用浅表路径从切面内进入。

安全提示： 避免胫后肌腱、屈趾肌腱、姆长屈肌腱、跗神经和动脉损伤。

要点：

· 扫查时，使关节松弛或紧张以显示感兴趣结构。

· 使韧带拉紧也许有助于体会针尖刺穿韧带表面的感觉。

· 使韧带松弛可使韧带厚度增加，有助于显示。

物品准备：

· 高频线阵探头。

· 25G，1.5″穿刺针。

· 0.5mL 类固醇制剂。

· 1~3mL 局部麻醉药。

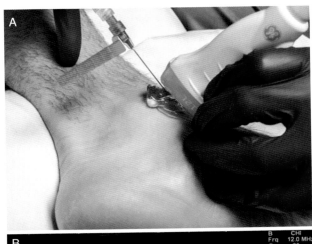

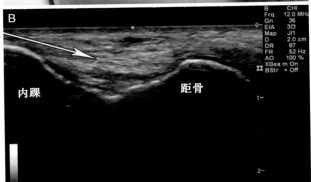

图 7.6 A. 冠状探头位置，利用耦合剂支架，显示胫距前韧带及切面内进针路线。B. 胫距前韧带冠状切面。箭头表示进针路径。内踝及距骨已标记

外侧韧带复合结构

外侧韧带复合结构是由距腓前韧带（anterior talofibular ligament，ATFL）、跟腓韧带（calcaneofibular ligament，CFL）和距腓后韧带（posterior talofibular ligament，PTFL）[17,18]组成。在一项研究中，距腓前韧带和跟腓韧带压痛、韧带断裂的相关性分别为52%和72%。71%的患者具有阳性前抽屉征，68%的患者有距骨倾斜，70%的患者外踝有直径≥4cm的水肿，91%的患者同时有肿胀和压痛被认为患有外侧韧带损伤[19]。超声成像对距腓前韧带撕裂的诊断准确度达95%，对跟腓韧带的诊断准确度达90%（表7.2）[17,18]。

表7.2　外侧韧带复合结构解剖

韧带[12,20]	ATFL	CFL	PTFL
起始	距离腓骨远端1cm	腓骨远端	腓骨远端10mm
插入点	外侧距骨颈	跟骨	距骨后部
尺寸	宽×长×厚：(6~10) mm×10mm×2mm	圆柱形，长20~25mm，直径6~8mm	
要点	最脆弱，最容易损伤	附着点在腓骨腱鞘	最强壮，最少发生损伤

扫查技术及解剖标记

患者侧卧，患侧踝部外侧面向上。可在内踝下垫放毛巾卷使距下部位处于内翻。对于距腓前韧带踝部被动跖屈，使探头近端位于外踝前面，探头远端位于距骨之上，水平移向中足。显示外踝、距骨和它们之间的韧带。对于跟腓韧带，踝关节处于中立，放置探头近端于外踝，使远端位于下部，稍微向后方放置。踝部背屈可使韧带拉紧，有助于显示韧带。在跟腓韧带表面，跟骨上缘水平，腓骨肌腱显示交叉部分。腓肠神经走行在这些肌腱之下（图7.7）[21]。

注射技术：切面内轴向路径

患者体位：患者侧卧，患侧踝部外侧面向上。可在内踝下垫放毛巾卷以使距下部位处于内翻。

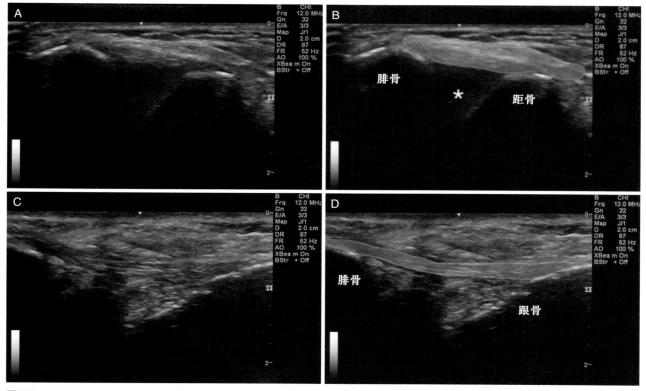

图7.7　A. ATFL短轴切面。B.绿色区域标记ATFL。星号标记关节腔。腓骨和距骨已标记。C.冠状斜切面显示CFL。D.绿色区域标记跟腓韧带。腓骨和跟骨已标记

跖屈位显示距腓前韧带，背屈位显示跟腓韧带。

探头位置：保持近端位于外踝之上。放置远端位于距骨，并在短轴切面显示 ATFL（图 7.8A）。放置探头远端于跟骨上，在冠状面显示 CFL。

标记：确认并避免损伤腓肠神经。

进针位置：进入皮肤时采用浅表路径，探头显示切面内进针。

安全提示：避免损伤腓肠神经、腓骨肌腱、小隐静脉。

要点：

· 扫查时活动踝部，使靶区结构处于紧张或松弛的状态。

· 韧带拉紧有助于"体会"针尖刺穿韧带表面的感觉。

· 韧带松弛可能使韧带显示厚度增加。

· ATFL 与踝关节囊相连续，并表现为离断性（discrete）囊性增厚。

· CFL 是外侧复合结构中唯一一位于关节外的韧带。

物品准备：

· 高频线阵探头。

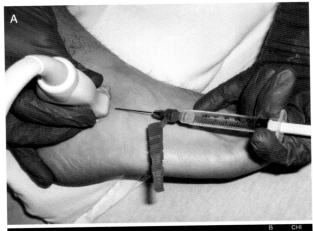

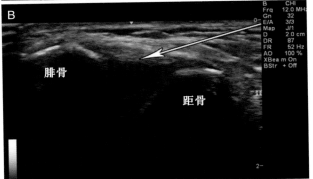

图 7.8　A. ATFL 轴向探头位置和切面内进针路径。B. ATFL 为短轴切面，白色长箭头显示进针路径。腓骨和距骨已标记

· 25G，1.5″穿刺针。

· 0.5mL 类固醇制剂。

· 1~3mL 局部麻醉药。

跟骨后滑囊

跟骨后滑囊位于跟骨后部跟腱远端附着端的上方和深部。超声成像能够准确显示跟骨后滑囊，并且引导靶向性的介入操作[20]。一项研究表明，如果在超声成像上仅能显示滑囊，这可能表示病理情况的存在[22]。滑囊从前方至后方的直径> 2.5mm 被认为异常[15]。跟腱后滑囊（位于跟腱后方、跟骨皮下）更大，在同一水平位于跟腱浅层。在这一部位任何液体显示都为病理性改变。

扫查技术及解剖标记

患者俯卧位，踝部和足部悬挂于床边。探头直接放置于跟腱上，显示长轴切面。观察跟腱和其跟骨附着端、Kager 脂肪垫（位于肌腱深部，恰好位于附着端近端）。跟骨后滑囊位于上述 3 个结构之间，并不是都能显示。旋转探头 90°，显示短轴切面，确认上述结构[23]。脂肪垫位于滑囊上方，因此不会在该切面上显示。向上下移动探头分别显示脂肪垫和跟骨（图 7.9）。

注射技术：切面内途径

患者体位：患者俯卧位，足部悬挂于床边。

探头位置：探头置放于矢状切面，在跟腱的跟骨附着端沿正中线进行扫查。显示滑囊矢状切面，并使滑囊位于屏幕中心，然后旋转至短轴切面。采用多普勒来确定周围血管，并且根据情况，选择内侧或外侧路径（图 7.10A）。

进针位置：探头从内侧边到外侧边扫查，采用切面内进针。

安全提示：避免损伤腓肠神经，在外侧路径上可见明显显示的血管。

要点：

· 多普勒可以用来确定滑囊内充血。

物品准备：

· 高频线阵探头。

· 25G，1.5″穿刺针。

· 0.5mL 类固醇。

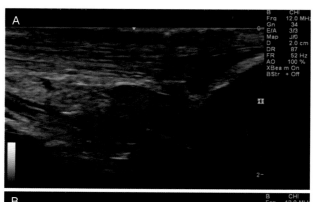

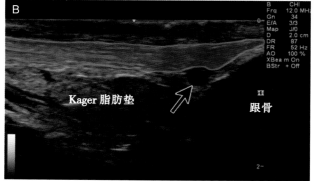

图 7.9　A. 跟腱矢状切面和跟骨后滑囊。B. 橘色区域标记跟腱。箭头标示跟后滑囊炎。Kager 脂肪垫和跟骨已标记

· 1~3mL 局部麻醉。

跟腱或腱周组织

　　超声成像有利于确认较小的撕裂、局部断裂、跟骨后滑囊炎和慢性肌腱变性[24-26]。皮质类固醇注射一般不推荐使用，因为存在肌腱断裂的风险；但是在急、慢性炎症的情况下，在周围腱鞘组织注射皮质类固醇能够缓解症状。如果症状演变成慢性，采用干针疗法，并注射修复性物质可能有干预作用（表 7.3）[27]。

扫查技术和解剖标记

　　患者俯卧位，足部悬挂于床边。将一个枕头放置于胫骨远端下方，以令患者感到舒适。从肌-腱连接处向跟骨扫查。在横切面，扫查肌腱两侧来显示腱周膜（envelope）或腱鞘[1,8]。被动跖屈或背屈便于显示肌腱[28]。寻找跟腱后囊和跟骨后囊。能量多普勒可用于显示新生血管和炎症[1]。肌腱变性表现为低回声，并伴有完整的纤维丝状结构。肌腱增厚或肌腱附着端呈相对弥漫的凸形都是异常表现[29-30]。通常选择内侧注射路径以避

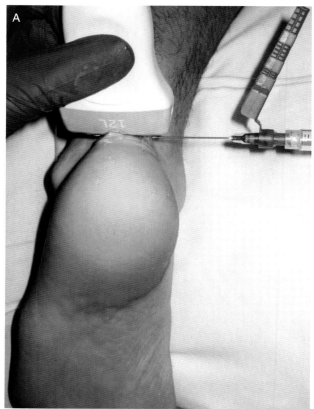

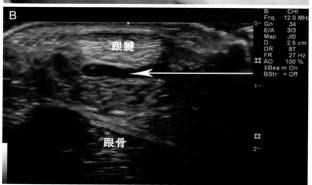

图 7.10　A. 切面内进针位置，探头显示跟后滑囊的短轴切面。B. 箭头标示跟后滑囊炎的进针位置。跟腱短轴切面和跟骨已标记

表 7.3　跟腱注射的准确性

研究	作者	准确率
超声引导下注射	Reach，等[2]	100%

免损伤腓肠神经[31-33]。或者，在中间部位进行腱周注射（距离跟腱至跟骨的插入端 2~6cm 处；图 7.11）[34]。

注射技术：切面内矢状路径

　　患者体位：患者俯卧位，足部放松置于检查床上。

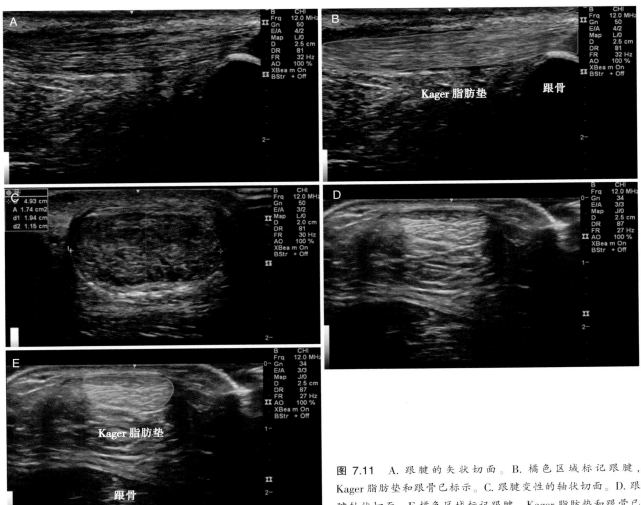

图 7.11　A. 跟腱的矢状切面。B. 橘色区域标记跟腱，Kager 脂肪垫和跟骨已标示。C. 跟腱变性的轴状切面。D. 跟腱轴状切面。E. 橘色区域标记跟腱，Kager 脂肪垫和跟骨已标记

探头位置： 探头放置于矢状切面位置。由近端至远端反复扫查，寻找局部增厚和（或）液性暗区（图 7.12A）。探头旋转 90° 至短轴切面，用以切面内短轴路径。

进针位置： 采用切面内进针，从近端到远端，或者从远端到近端，并且保持表浅的针道。

安全提示： 进针路径由内向外，避免损伤腓肠神经。

要点：

· 准确测量屏幕上靶区的深度，对保持针道平行于探头非常重要。

· 踝部背屈可使跟腱伸展，可能减少回声的各向异性[30]。

· 能量多普勒用于观察局部血流的增加，来表示炎性改变[2,35]。

物品准备：

· 高频线阵探头。

· 25G，1.5″穿刺针。

· 0.5mL 类固醇。

· 1~3mL 局部麻醉药。

跗骨间关节（横向跗骨关节）

跗骨间关节或横向跗骨关节也被称为 Chopart 关节，是由距舟关节和跟骰关节之间的关节组成。有助于这个关节稳定的韧带有背侧距舟韧带、背侧和跖侧跟骰韧带、跟舟韧带、分歧韧带。跟舟韧带附着点从跟骨载距突到舟骨内跖侧边缘，与长跖韧带和短跖韧带（分别为跖侧跟骰韧带和跖骨足底韧带）一起，为距骨头提供强壮的跖侧支撑，同时也支撑足部纵弓[5]。

尽管跗骨间关节损伤很少发生，大约每 100

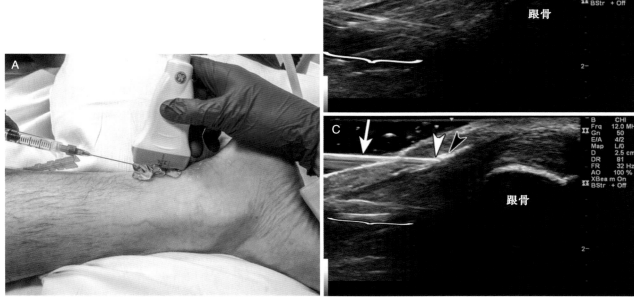

图 7.12　A. 探头以矢状位放置于跟腱上，并采用凝胶垫技术以及切面内进针路径。B. 切面内注射，白色无柄箭头指示腱鞘，白色有柄箭头指示穿刺针。Gel 显示凝胶垫位置。大括号指示穿刺针的反射伪像，跟骨已标记。C. 黑色无柄箭头指示腱鞘内类固醇注射闪烁，位于跟腱浅层。白色无柄箭头指示针尖。白色有柄箭头指示穿刺针，大括号指示穿刺针反射。跟骨已标记

万人中发生 3.6 例。这些病例中高达 41% 是误诊，可能是由于成像差引起[36]。在发现足中段骨折时，标准的背跖切面和斜切面 X 线片的敏感性较低，为 25%~33%[37]。涉及肌腱损伤时，弹性韧带功能不足常会增加发生扁平足的风险和胫后肌腱的功能不全[38]。足中段的骨性关节炎可能由于年龄的增大，发生创伤和（或）错位。

扫查技术及解剖标记

患者仰卧位，同侧膝关节弯曲，足部放松放在检查床上。采用内踝和外踝作为探头近端起点，探头远端朝向足中部，并且位于矢状位。对于距舟关节，由内踝开始扫查，在确认距骨的同时向前滑动探头，然后寻找到舟骨。对于跟骰关节，由外踝开始扫查，向前滑动探头，依次确认距骨、跟骨和骰骨（图 7.13）。

注射技术：切面内轴向路径

患者体位：患者仰卧位，膝关节弯曲，足部放松置于检查床上。

探头位置：对于距舟关节，使探头近端位于内踝上，远端横跨足中段，轻轻向远端滑动，确认距骨和舟骨。对于跟骰关节，使探头近端位于外侧踝，远端横跨足中段。轻轻向远端滑动，以确认距骨、跟骨和骰骨（图 7.14A）。使关节位于屏幕中央，涂抹足够的凝胶垫。

标记：无。

进针位置：采用切面内途径进入皮肤，并用凝胶垫优化针道显示（对于距舟关节由近端至远端显示，跟骰关节从远端至近端显示）。

安全提示：通过应用能量多普勒避免损伤足背动脉，以选择合适的进针点。

要点：

· 进针角度必须相对倾斜，以避开内外踝。在由远端向近端移动的注射过程中，需要增大角度。

物品准备：

· 高频线阵探头。

· 25G，1.5″穿刺针。

· 0.5mL 类固醇制剂。

· 1~3mL 局部麻醉药。

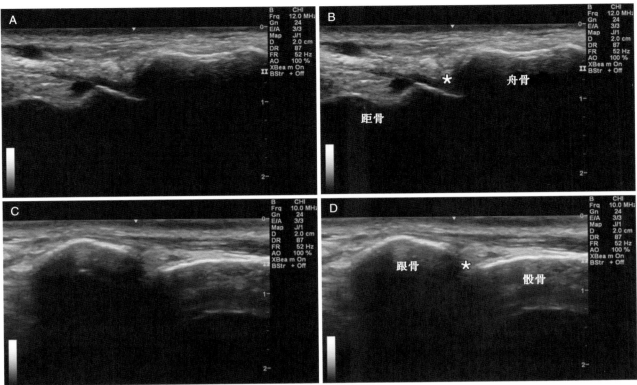

图 7.13　A. 距舟关节短轴切面。B. 星号标记关节间隙。距骨和舟骨已标记。C. 跟骰关节短轴切面。D. 星号标记关节间隙。跟骨和骰骨已标记

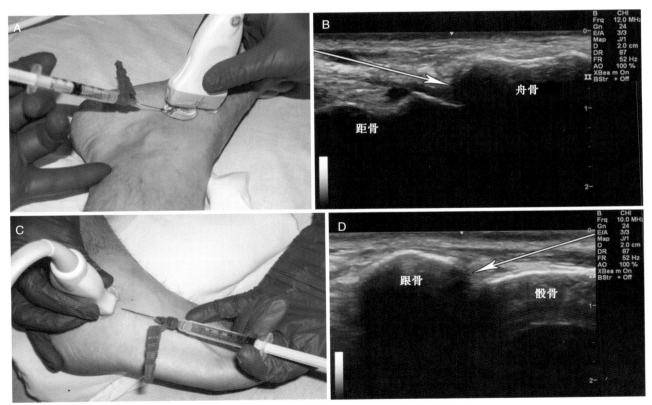

图 7.14　A. 探头以短轴位放置于距舟关节上，并采用凝胶垫和切面内进针路径。B. 长箭头指示穿刺针进入距舟关节的针道。距骨和舟骨已标记。C. 探头以短轴位放置于跟骰关节，并采用切面内路径。D. 箭头指示穿刺针进入跟骰关节的路径。跟骨和骰骨已标记

Morton 神经瘤

Morton 神经瘤（趾间神经瘤）是引起前足疼痛、感觉异常（特别是女性）的常见原因。它是一种由外伤、神经卡压、神经内膜水肿、轴突退行性变和（或）血管增生引起的趾足底神经非瘤样膨胀[30,39]。Morton 神经瘤最常见的部位是第三趾蹼，其次是第二趾蹼。Mulder 征是指当检查者在内侧和外侧加压，压迫跖骨头，使神经瘤在跖部方向移位，也许会引起可触诊的"咔嗒"感或者疼痛。超声在诊断 Morton 神经瘤方面具有较高的敏感性和特异性，具有 95%~98%的准确度[40-41]。

扫查技术及解剖标记

患者仰卧位，腿部伸直，足部放松。将探头放置于 Morton 神经瘤冠状切面，显示跖骨头的横断面。神经瘤显示为一个低回声包块，在趾蹼空间取代正常的高回声脂肪组织。超过5mm 的包块更容易产生症状[40]。在矢状切面，确认趾足底神经，延伸至神经瘤和包块的不能压缩性都支持神经瘤而不是滑囊炎的诊断（图 7.15）[30]。

注射技术：切面外冠状路径

患者体位：患者仰卧位，膝部弯曲，足部放松，平放在检查床上。

探头位置：探头横置于跖趾关节。在两个有症状的跖趾关节间显示神经瘤，并将它置于屏幕中央（图 7.16A）。

标记：确认小动脉。

进针位置：从切面外路径进入皮肤，将穿刺针向后下方向插入。

安全提示：

进针太深可能导致足底穿孔。

要点：

· 能量多普勒可能在鉴别症状性趾间神经瘤和非炎性趾间神经瘤方面有意义[2]。

物品准备：

· 中频线阵探头（8~12MHz）。

· 22~25G，1.5″穿刺针。

· 0.5mL 类固醇。

· 1~3mL 局部麻醉药。

· 3mL 乙醇或苯酚。

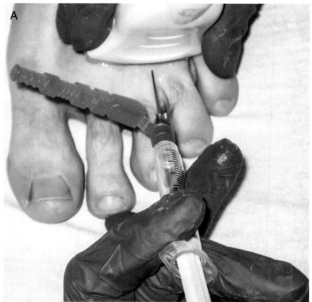

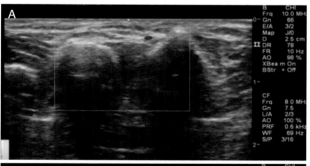

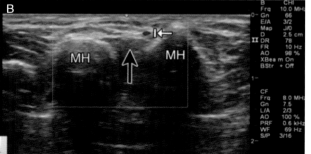

图 7.15　A. Morton 神经瘤冠状切面。B.黑色箭头标记趾神经位置。白色有柄箭头标记血管。MH 为跖骨头

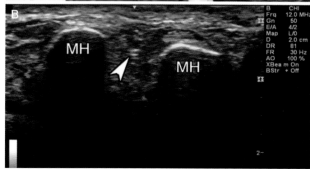

图 7.16　A.探头以冠状位放置于跖骨头上，并采用切面外路径。B.切面外注射。白色无柄箭头标记针尖

第一跖趾关节（MTP）

第一跖趾关节是前足疼痛的好发部位。鉴别诊断包括痛风、骨关节炎、类风湿关节炎、骨折、感染、人工草地趾、银屑病关节炎、籽骨炎和EHL肌腱断裂。最初的治疗包括第一跖趾关节矫正术、休息、冰敷、加压、抬高以及运动调整。当疼痛持续时，皮质类固醇激素或者透明质酸关节内注射可能有效（表7.4）[30,43]。

表 7.4　MTP 注射的准确性

研究	作者	准确率
超声引导（非盲法）	Reach，等[2]	100%
超声引导（非盲法）	Wempe，等[42]	100%

扫查技术及解剖标记

开始时，将探头放置于拇长伸肌肌腱矢状平面，确认远端趾骨、近端趾骨和第一跖骨。向肌腱内侧滑动探头，并向脚趾方向轻轻地施加压力和屈曲，更进一步打开关节空间（图 7.17）。

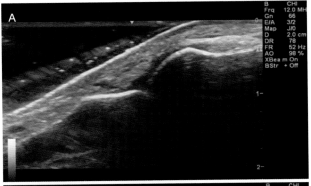

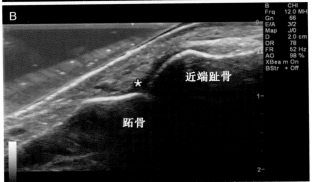

图 7.17　A. 采用凝胶垫技术显示的第一跖趾关节矢状切面。B. 青绿色区域标记耦合剂，星号标记关节腔。跖骨和近端趾骨已标记

注射技术：切面内矢状途径

患者体位：患者仰卧，膝部弯曲。前足悬挂于检查床边缘，以利于人工牵引。

探头位置：在矢状切面放置探头，恰好位于 EHL 肌腱内侧（图 7.18A）。

标记：无。

进针位置：以切面内路径进入皮肤，由远端向近端进针。保持针道位于比较表浅的位置，并采用凝胶垫来改善针道显示。

安全提示：避免损伤拇伸长肌肌腱。

要点：

· 采用轴向的牵引可能有助于打开关节。

· 如果怀疑有痛风，需要考虑抽吸的方法。

· 采用凝胶垫能够使针道保持与探头平行，并且可以穿入关节。

物品准备：

· 高频线阵探头（8~12MHz）。

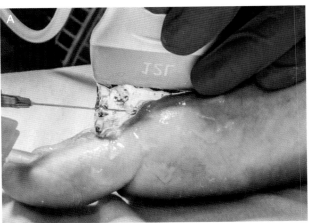

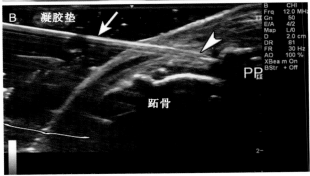

图 7.18　A. 探头矢状切面位于第一跖趾关节，采用凝胶垫技术和切面内进针路线。B. 采用凝胶垫技术显示第一跖趾关节矢状切面，箭头指示进入关节的入口。白色无柄箭头指示穿刺针。大括号标记穿刺针反射伪像。PP 为近端趾节。跖骨和凝胶垫已标记

· 25G，1.5″穿刺针。

· 0.5mL 类固醇。

· 1~3mL 局部麻醉。

腓骨肌腱腱鞘

腓骨长肌由腓骨近端走行至第一跖骨基底部，腓骨短肌从腓骨远端外侧走行至第五跖骨，它们联合起来完成足部的背屈（腓长肌）和外翻（腓短肌）。这些肌腱的损伤主要来自反复外翻、外伤或足部突然背屈导致的腱鞘炎。诊断主要依靠临床表现，但超声成像是一种有帮助和方便的 MRI 替代方法[44-45]。最初治疗包括休息、制动、理疗和抗炎药物治疗。顽固的病例可以采用注射疗法或手术。糖皮质激素注射已经被证明有效，但是必须谨慎操作，因为注射部位距离腓肠神经很近（表7.5）[45-46]。

扫查技术及解剖标记

患者侧卧，患侧脚踝外侧面向上，卷成桶状

表 7.5　腓侧腱鞘注射的准确性

研究	作者	准确率
触诊引导	Muir，等[46]	60%
超声引导	Muir，等[46]	100%

的毛巾可以放置在内踝下，令患者感觉舒适。探头放置于外踝和腓骨后方的踝后沟，显示轴状切面。距离腓骨尖端（fibular tip）约 3~4cm。从高位开始，首先显示腓骨短肌肌腹和肌腱；然后向低位扫查，一直到腓骨尖端，显示和确认腓骨长肌肌腱[30,47]；沿着这些肌腱以短轴扫查，并包绕整个踝部进行扫查；在准备注射时，在外踝下方和前方显示这些肌腱（图 7.19）。

注射技术：切面外短轴路径

患者体位：患者侧卧，患侧踝部外侧面向上。

探头位置：探头置于外踝下方和前方，显示肌腱短轴切面（图 7.20A）。

标记：无。

进针位置：从探头任一侧以切面外路径进入皮肤，并进针到腱鞘内。

安全提示：寻找和避免损伤腓肠神经，尽管其并不容易显示。

物品准备：

· 中频线阵探头（8~12MHz）。

· 25G，1.5″穿刺针。

· 0.5mL 类固醇制剂。

· 1~3mL 局部麻醉药。

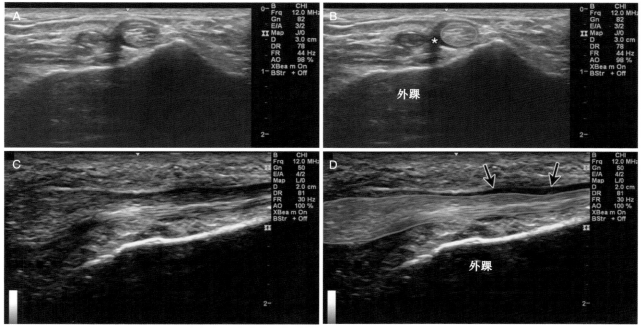

图 7.19　A. 腓骨肌腱短轴切面。B. 橘色区域标记腓骨短肌，星号标记腱鞘炎，紫色区域标记腓长肌。C. 腓骨短肌肌腱长轴切面。D. 橘色区域标记腓骨短肌肌腱。黑色箭头标记腱鞘炎

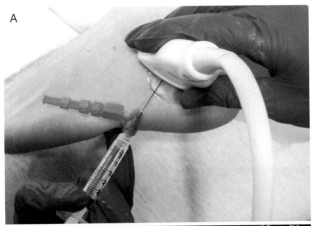

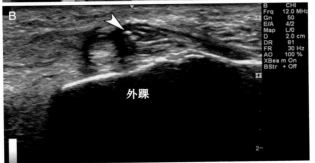

图 7.20　A. 探头以短轴位置于腓骨肌腱上，采用切面外进针路径。B. 切面外注射。白色无柄箭头指示针尖。外踝已标记

注射技术：前面内长轴路径

患者体位：患者侧卧，患侧踝部外侧面向上。

探头位置：探头置于外踝下方和前方，显示腓骨肌腱长轴切面（图 7.21A）。

标记：无。

进针位置：从探头任一侧，以切面内路径进入皮肤，并进针到腱鞘内。

安全提示：寻找和避免损伤腓肠神经。

要点：

· 对于评价动态的不稳定性，探头以短轴切面放置在腓骨远端的后方，然后令患者主动背屈和外翻踝部[30]。

物品准备：

· 中频线阵探头（8~12MHz）。

· 25G，1.5″穿刺针。

· 0.5mL 类固醇制剂。

· 1~3mL 局部麻醉药。

跖腱膜

跖腱膜近端起源于跟骨内侧结节，远端附着

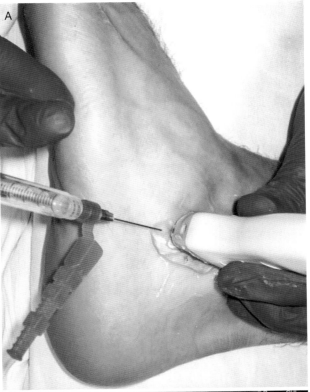

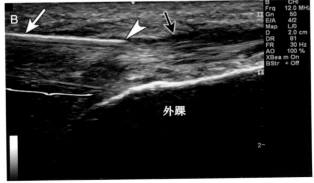

图 7.21　A. 探头长轴位置位于腓骨肌腱上，并采用切面内进针路径。B. 切面内注射。白色无柄箭头指示针尖，白色有柄箭头指示针道，大括号指示穿刺针反射，黑色有柄箭头指示腱鞘内积液，外踝已标记

于脚趾近端趾骨的跖骨头。它为足弓提供支撑，并在负重活动中起到减震器的作用。一项由 Crawford 和 Thomson 发表于 2003 年的 Cochrane review 表明由于疾病的自限性，不考虑治疗，症状常常在一年内缓解[48]。另一研究中 Tsai 等认为80%~90%的症状由于保守治疗引起[49]。那些保守治疗失败的患者也需能够从糖皮质激素、PRP 注射或者干针治疗中获益。但是，这个部位反复的类固醇注射可能导致跖部脂肪垫萎缩或者自发性跖腱膜断裂[26,49,50]。据报道，触诊引导的注射治疗成功

比例为 31%~35%[35]。超声引导可降低并发症的风险，因为可以引导穿刺针沿着跖腱膜边缘走行，避免注射到脂肪垫。除此之外，注射治疗的反应可能通过对跖腱膜的系列测量来监测[30]。

扫查技术及解剖标记

患者俯卧，足部悬挂于床边，或者在检查床末端放置一个枕头在足部下方。探头放置于矢状切面、跟骨穿刺水平的足部跖面上。在这个部位腱膜的宽度可以沿着它全程测量，并且能够注意到增厚的区域。低回声区增厚（>4mm）为异常，常常在腱膜近端附着于跟骨的部位出现[30,33]。将近端附着端置于屏幕中央，并旋转探头 90°，在冠状切面显示附着部位，为注射做准备（图 7.22）。

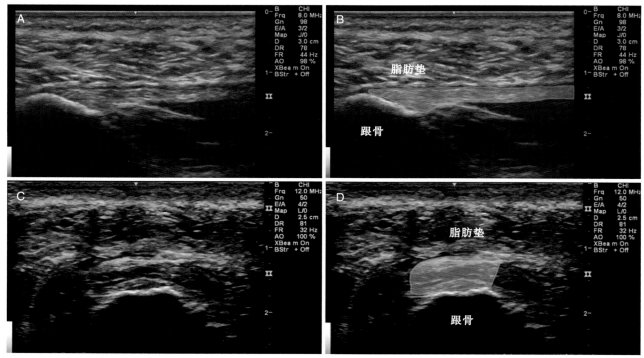

图 7.22　A. 跖腱膜矢状切面。B. 绿色区域标记跖腱膜。脂肪垫和跟骨已标记。C. 跖腱膜冠状切面。D. 绿色区域标记跖腱膜。脂肪垫和跟骨已标记

注射技术：切面内短轴路径

患者体位：患者俯卧足部悬挂于床边。

探头位置：探头以长轴放置于跟骨穿刺水平的足部跖面上。旋转探头 90°，在冠状切面显示附着部位（图 7.23A）。

标记：无。

穿刺针位置：从足跟内侧或外侧将穿刺针以切面内路径插入皮肤，并引导穿刺针走向跖腱膜。转换到矢状切面，以切面外路径显示穿刺针，引导穿刺针到钙化、低回声或者增厚部位。这可以描述为一个"K"型的转换，追踪穿刺针，然后放射状改变针道，以提高穿刺针的覆盖面积，从而避免重复穿刺皮肤。

安全提示：避免注射入脂肪垫。注射到跖腱膜时，注射最少量，以降低断裂的风险。

要点：

· 通过动态扫查，活动踝部背屈可帮助更好地显示跖腱膜的边缘。

物品准备：

· 高频线阵探头。

· 25G，1.5″穿刺针。

· 0.5mL 类固醇制剂。

· 1~3mL 局部麻醉药。

跗管综合征

跗管由后跟骨和内踝间的沟槽形成。它包绕着下踝，表面覆盖屈肌支持带。其内包括了胫后肌腱、趾长屈肌、姆长屈肌、胫神经、动脉和静

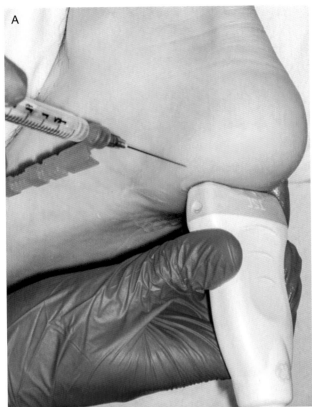

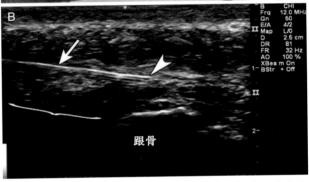

图 7.23 A. 探头冠状位置于跖腱膜上，采用切面内进针路径。B. 切面内注射。白色无柄箭头标记穿刺针尖，白色有柄箭头标记穿刺针，大括号标记穿刺针反射伪像。跟骨已标记

脉。跗管内，胫神经分叉成内侧和外侧跖神经，其中 5% 的病例分叉可能发生在跗管近端[43]。在分叉前，在跗管内，跟骨内侧神经从胫后神经分开，但是已经证明 25% 的病例是从外侧跖神经分出[43]，同时已被证明也有病例能更早地分出来和迂回到位于屈肌支持带浅层的跗管[30]。超声有助于发现附管内软组织和骨性异常[51]，有助于在此拥挤区域引导注射。

扫查技术及解剖标记

使患者侧卧，患侧内踝向上。探头放置于短

轴切面，位于内踝上部和后部。从前侧到后侧为胫后肌腱，趾屈肌腱，胫后动脉、静脉和胫神经；最后是蹈长屈肌[34]。位于其上的屈肌支持带表现为高回声和纤丝状。向下滑动探头，追踪跗管走行，然后旋转探头以显示交叉切面。寻找分叉后的跖神经，还有跟骨内侧神经。寻找分叉前水平，在这个位置，屈肌支持带显示清晰，一般出现在跗管近端。采用能量多普勒以显示血流分布注射做好准备（图 7.24）。

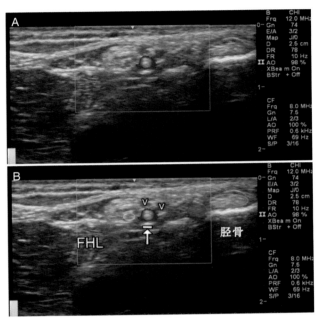

图 7.24 A. 跗管短轴切面，多普勒模式显示血管。B. 橘色区域标示胫后肌腱，紫色区域标示趾屈长肌。白色有柄箭头指示胫动脉，位于静脉旁。黄色区域标示胫神经。FHL 为蹈长屈肌

注射技术：切面外短轴路径

患者体位：患者侧卧位，踝部内侧向上。

探头位置：探头位于短轴切面和内踝上方及后侧。向远端滑动探头，直到屈肌支持带显示清晰。尝试停留在胫神经分叉处的近端（图 7.25A）。

标记：无。

进针位置：通过切面外路径，从近端向远端或从远端向近端进针。采用能量多普勒以确定针道，从而避免损伤血管。

安全提示：避开胫后动脉和静脉。

要点：

· 推荐采用神经周围水分离来松解粘连。

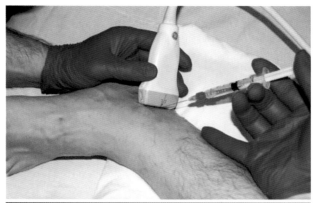

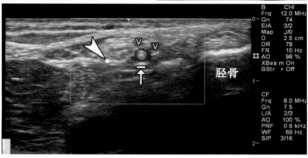

图 7.25　A. 探头短轴位放置于跗管，并采用切面外进针。B. 切面外注射路径。白色无柄箭头指示针尖。白色有柄箭头指示胫后动脉。胫骨已标记

物品准备：

· 高频线阵探头。

· 25G，1.5″穿刺针。

· 0.5mL 类固醇制剂。

· 1~3mL 局部麻醉药。

注射技术：切面内短轴路径

患者体位：患者侧卧，内踝朝上。

探头位置：探头放置于短轴切面，位于内踝上方和后侧。向远端滑动探头直到清晰显示屈肌支持带。尝试停留在胫神经分叉处的近端（图7.26A）。

标记：无。

进针位置：从前侧向后侧以切面内路径插入皮肤。采用能量多普勒来确定针道，避免损伤血管。

安全提示：避开胫后动脉和胫神经。

要点：

· 如果内踝突起，它可能会干扰到穿刺针的引导。在这种情况下，旋转探头使探头的前缘位于踝部之上。

· 推荐采用神经周围水分离来松解粘连。

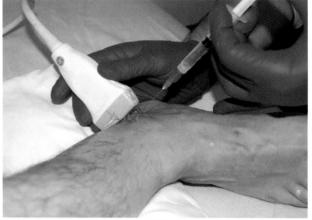

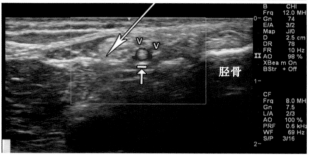

图 7.26　A. 探头以短轴位置于跗管上，采用切面内路径。B. 切面内注射。白色长箭头指示穿刺针路径，避免损伤内侧肌腱和血管。白色有柄箭头标记胫后动脉。胫骨已标记

物品准备：

· 高频线阵探头。

· 25G，1.5″穿刺针。

· 0.5mL 类固醇。

· 1~3mL 局部麻醉药。

参考文献

[1] Wang S, Chhem RK, Cardinal E, et al. Joint sonography. Radiol Clin North Am, 1999, 37:653−668.

[2] Reach J, Easle M, Bavornrit C, et al. Accuracy of ultrasound guided injections in the foot and ankle. Foot Ankle Int, 2009, 30(3): 239−242.

[3] Fessell DP, Jacobson JA, Craig J, et al. Using sonography to reveal and aspirate joint effusions. Am J Roentgenol, 2000, 174:1353−1362.

[4] Wisniewski SJ, Smith J, Patterson DG, et al. Ultrasound-guided versus nonguided tibiotalar joint and sinus tarsi injections: a cadaveric study. PM R, 2010, 2(4):277−281.

[5] Kirk KL, Campbell JT, Guyton GP, et al. Accuracy of posterior subtalar joint injection without fluoroscopy. Clin Orthop Relat Res, 2008, 466:2856−2860.

[6] Fessell DP, van Holsbeeck M. Foot and ankle sonography. Radiol Clin North Am, 1999, 37:831–858.

[7] Nazarian LN, Rawool NM, Martin CE, et al. Synovial fluid in the hindfoot and ankle: detection of amount and distribution with ultrasound. Radiology, 1995, 197:275–278.

[8] Henari S, et al. Ultrasonography as a diagnostic tool in assessing deltoid ligament injury in supination external rotation fractures of the ankle. Orthopedics, 2011, 34(10):639–643.

[9] Milz P, Milz S, Putz R, et al. 13 MHz high-frequency sonography of the lateral ankle joint ligaments and the tibiofibular syndesmosis in anatomic specimens. J Ultrasound Med, 1996, 15(4):277–284.

[10] Kraus T, Heidari N, Borbas P, et al. Accuracy of anterolateral versus posterolateral subtalar injection. Arch Orthop Trauma Surg, 2011, 131(6):759–763.

[11] Smith J, Finnoff JT, Henning PT, et al. Accuracy of sonographically guided posterior subtalar joint injections. J Ultrasound Med, 2009, 28:1549–1557.

[12] Campbell DG, Menz A, Isaacs J. Dynamic ankle ultrasonography. A new imaging technique for acute ankle ligament injuries. Am J Sports Med, 1994, 22(6):855–858.

[13] Colville MR. Surgical treatment of the unstable ankle. J Am Acad Orthop Surg, 1998, 6(6): 368–677.

[14] Stone DA, Abt JP, House AJ, et al. Local anaesthetics use does not suppress muscle activityfollowing an ankle injection. Knee Surg Sports Traumatol Arthrosc, 2013, 21 (6):1269–1278.

[15] Balduini FC, Vegso JJ, Torg JS, et al. Management and rehabilitation of ligamentous injuries to the ankle. Sports Med, 1987, 4(5): 364–380.

[16] Schuberth JM, Collman DR, Rush SM, et al. Deltoid ligament integrity in lateral malleolar fractures: a comparative analysis of arthroscopic and radiographic assessments. J Foot Ankle Surg, 2004, 43(1):20–29.

[17] Taser F, Shafiq Q, Ebraheim NA. Anatomy of lateral ankle ligaments and their relationship to bony landmarks. Surg Radiol Anat, 2006, 28(4):391–397.

[18] Siegler S, Block J, Schneck CD. The mechanical characteristics of the collateral ligaments of the human ankle joint. Foot Ankle, 1988, 8(5):234–242.

[19] Funder V, Jorgensen JP, Andersen A, et al. Ruptures of the lateral ligaments of the ankle. Clinical diagnosis. Acta Orthop Scand, 1982, 53(6):997–1000.

[20] Checa A, Chun W, Pappu R. Ultrasound-guided diagnostic and therapeutic approach to Retrocalcaneal Bursitis. J Rheumatol, 2011, 38(2):391–392.

[21] Peetrons P, Creteur V, Bacq C. Sonography of ankle ligaments. J Clin Ultrasound, 2004, 32(9):491–499.

[22] Mahlfeld K, Kayser R, Mahlfeld A, et al. Value of ultrasound in diagnosis of bursopathies in the area of the Achilles tendon. Ultraschall Med, 2001, 22(2):87–90.

[23] Chu NK, Lew HL, Chen CP. Ultrasound-guided injection treatment of retrocalcaneal bursitis. Am J Phys Med Rehabil, 2012, 91(7): 635–637.

[24] Wijesekera NT, et al. Ultrasound-guided treatments for chronic Achilles tendinopathy: an update and current status. Skeletal Radiol, 2010, 39:425–434.

[25] Mitchell AWM, Lee JC, Healy JC. The use of ultrasound in the assessment and treatment of Achilles tendinosis. J Bone Joint Surg Br, 2009, 91(11):1405–1409.

[26] Acevedo JI, Beskin JL. Complications of plantar fascia rupture associated with corticosteroid injection. Foot Ankle Int, 1998, 19: 91–97.

[27] Gaweda K, et al. Treatment of Achilles tendinopathy with platelet rich plasma. Int J Sports Med, 2010, 31:577–583.

[28] Jacobsen JA. Fundamentals of musculoskeletal ultrasound. Philadelphia: Elsevier, 2007.

[29] Daftary A, Ronald S. Sonographic evaluation and ultrasoundguided therapy of the Achilles tendon. Ultrasound Q, 2009, 25(3): 103–110.

[30] Park TA, Del Toro DR. The medial calcaneal nerve: anatomy and nerve conduction technique. Muscle Nerve, 1995, 18: 32–38.

[31] Wiegerinck JI, et al. Injection techniques of platelet-rich plasma into and around the Achilles tendon: a cadaveric study. Am J Sports Med, 2011, 39(8):1681–1686.

[32] hberg L, Alfredson H. Ultrasound guided sclerosis of neovessels in painful chronic Achilles tendinosis: pilot study of a new treatment. Br J Sports Med, 2002, 36:173–175.

[33] Chen CK, Lew HL, Chu NC. Ultrasound-guided diagnosis and treatment of plantar fasciitis. Am J Phys Med Rehabil, 2012, 91(2): 182–184.

[34] De Maeseneer M, Marcelis S, Jager T, et al. Sonography of the normal ankle: a target approach using skeletal reference points. AJR Am J Roentgenol, 2009, 192:487–495.

[35] Tsai WC, Hsu CC, Chen CP, et al. Plantar fasciitis treated with local steroid injection: comparison between sonographic and palpation guidance. J Clin Ultrasound, 2006, 34(1): 12–16.

[36] Richter M, Thermann H, Huefner T, et al. Chopart joint fracturedislocation: initial open reduction provides better outcome than closed reduction. Foot Ankle Int, 2004, 25: 340–348.

[37] van Dorp KB, de Vries MR, van der Elst M, et al. Chopart joint injury: a study of outcome and morbidity. J Foot Ankle Surg, 2010, 49(6):541–545.

[38] Melao L, Canella C, Weber M, et al. Ligaments of the transverse tarsal joint complex: MRI-anatomic correlation in cadavers. AJR Am J Roentgenol, 2009, 193:662-667.

[39] Shapiro PP, Shapiro SL. Sonographic evaluation of inter-digital neuromas. Foot Ankle Int, 1995, 16:604-606.

[40] Hughes RJ, Ali K, Jones H, et al. Treatment of Morton's neuroma with alcohol injection under sonographic guidance: follow-up of 101 cases. AJR Am J Roentgenol, 2007, 186: 1535-1539.

[41] Quinn TJ, Jacobson JA, Craig JG, et al. Sonography of Morton's neuromas. AJR Am J Roentgenol, 2000, 174: 1723-1728.

[42] Wempe MK, Sellon JL, Sayeed YA, et al. Feasibility of first metatarsophalangeal joint injections for sesamoid disorders:a cadaveric investigation. PM R, 2012, 6:1-5.

[43] Havel PE, Ebraheim NA, Clark SE. Tibial branching in the tarsal tunnel. Foot Ankle, 1988, 9:117-119.

[44] Grant TH, Kelikian AS, Jereb SE, et al. Ultrasound diagnosis of peroneal tendon tears. A surgical correlation. J Bone Joint Surg Am, 2005, 87(8):1788-1794.

[45] Karageanes SJ, Sharp K. Peroneal tendon sheath injuries and treatment and management. Wed Md, 2011. Available at: http://emedicine. medscape. com/article/91344-overview. Accessed on April, 2012.

[46] Muir JJ, Curtiss HM, Hollman J, et al. The accuracy of ultrasound-guided and palpation-guided peroneal tendon sheath injections. Am J Phys Med Rehabil, 2011, 90(7): 564-571.

[47] Sofka CM, et al. Sonographic evaluation and sonographic-guided therapeutic options of lateral ankle pain: peroneal tendon pathology associated with the presence of an os peroneum. HSS J, 2010, 6:177-181.

[48] Crawford F, Thomson C. Interventions for treating plantar heel pain. Cochrane Database Syst Rev (Internet). 2003 (cited 2013 Jan). Available from: http://onlinelibrary. wiley. com/doi/10. 1002/14651858. CD000416/abstract;jsessionid = F30B77D4AC98A79B9A0BD0DD497B0AA0. d03t04.

[49] Tsai WC, Wang CL, Tang FT, et al. Treatment of proximal plantar fasciitis with ultrasound-guided steroid injection. Arch Phys Med Rehabil, 2000, 81:1416-1421.

[50] Sellman JR. Plantar fascia rupture associated with corticosteroid injection. Foot Ankle Int, 1994, 15:376-381.

[51] Nagaoka M, Matsuzaki H. Ultrasonography in tarsal tunnel syndrome. J Ultrasound Med, 2005, 24:1035-1040.

K. Vadada, MD · R.G. Chang, MD, MPH · C. Sahler, MD
J.S. Kirschner, MD, FAAPMR, RMSK
Interventional Spine and Sports Medicine Division,
Department of Rehabilitation Medicine,
Icahn School of Medicine at Mount Sinai, New York, NY, USA
e-mail: kvadadamd@gmail.com; richard.chang@mountsinai.org;
christophersahler@gmail.com; jonathan.kirschner@mountsinai.org

触发点注射

8

Stephen Nickl, Lauren M. Terranova

Travell 和 Simons 以明确存在的触发点 (Trigger point, TrP)、相关关节活动受限和神经系统症状 (自主、非自主) 为特征定义了肌筋膜疼痛综合征 (myofascial pain syndrome, MPS)[1,2]。当存在一个或多个触发点时才可诊断为 MPS。触发点可以是潜在或活动的[1]。潜在的触发点表现为肌肉僵硬、关节活动受限, 但不触不痛。活动的触发点则会产生一种对肌肉自主运动的特异和触摸触发点的牵涉痛模式。

触发点的查体诊断结果是: ①肌紧张带可触及触痛结节; ②存在肌肉特异的牵涉痛; ③弹压或针刺时出现局部抽搐反应 (local twitch response, LTR); ④关节活动受限[2]。

触发点的病理生理

触发点的病理生理学机制目前已明确: Shah 总结了触发点活动状态的概念, 即 "持续性的周围伤害感觉可能导致中枢敏感"[3]。1999 年, Simons 提出的 "整合假说" 包含了生物力学问题、触发点的发展和脊髓致敏作用[4], 它对触发点的解释是, 由生物力学因素引起, 以触发点为表现形式的局部肌肉损伤, 而这些压痛的紧张带伴有运动神经终板活动性升高及局部高张性[5-6]。这些过程最终都导致了局部能量需求升高, 使肌紧张带产生 "局部能量危机", 进而引起局部缺血及有毒物质的释放。直到 2005 年, Shah 通过微量渗透针发现 MPS 患者的活动性触发点中, P 物质、降钙素基因相关肽 (calcitonin gene-related peptide, CGRP)、缓激肽、5-羟色氨酸 (5-HT)、去甲肾上腺素、TNF-α、IL-1β 均有所升高, 证实了 Simons 的 "整合假说"[7-9]。另外, CGRP 与运动神经终板活性升高有特异的相关性, 也支持了 Hubbard 和 Si-mons 采用肌电图进行的研究。触发点引起的持续性致痛活动可使脊髓背角致敏。这样会导致触摸痛、痛觉过敏等中枢性致敏[10-11]。脊髓背角的广动力范围 (WDR) 神经元变得敏感, 可解释牵涉痛、自主神经症状和边缘系统的活化[11-13]。Woolf 认为身体任何部位的损伤都可能导致中枢致敏[11], 而其治疗方法主要是治疗触发点和消除致痛因素。许多内科医生认为, 如果能够正确处理生物力学因素 (如脊柱狭窄、神经根病、关节突关节病、脊柱侧凸、肌腱炎、骨关节炎), 触发点将得到治愈。而 Simons 和 Travell 则认为 MPS 是一种与肌肉特异性相关的独立疾病。

MPS 的治疗

多年来, 许多不同的方法被用来治疗 TrP, 总体归为以下 4 种: 人工疗法、物理治疗、药物治疗、针刺治疗。人工治疗方法被治疗师、理疗师和骨科临床医生广泛地应用。这些技术包括采用氯乙烷喷雾拉伸、等张收缩后放松或肌肉能量运动技术、摆位放松术、深度按摩、TrP 压力松解等[1,14,15]。包括经皮神经电刺激、超声治疗、激光治疗等物理治疗, 可以作为 MPS 的辅助治疗方法[16]。

MPS 药物治疗包括使用肌松剂、苯二氮䓬类、神经类药物、局部镇痛药、非类固醇抗炎药 (NSAIDS)。Annaswamy 在 2011 年发表了一篇关于药物治疗 MPS 的综述[16]。肌松剂环苯扎珠和盐酸替扎尼定虽已在临床上得到广泛应用, 但实际上仍缺乏高质量的随机对照试验 (RCT) 证明其有效性。苯二氮䓬类药物, 特别是氯硝西泮和地西泮, 有 RCT 明确证明了其有效性。神经类药物包括三环抗抑郁药 (TCAs; 阿米替林) 和抗惊厥药 (加巴喷丁和普加巴林), 有两个 RCT 明确了阿米替林的有效性，但尚无相关研究证明加巴喷丁或普加巴林的作用。局部镇痛药被广泛用于治疗全身肌肉骨骼痛。常用的止痛剂（如利多卡因、水杨酸甲酯、双氯芬酸）都至少有 1 例 RCT 证明其在 MPS 治疗方面的作用。NSAIDs 作为治疗骨骼肌肉疼痛的一线用药，证明其在治疗 MPS 方面有效性的研究尚为空白。在另一项 RCT 中，布洛芬被证明与地西泮联用缓解疼痛的作用较单独使用地西泮更强[16]。

针刺治疗包括干针刺法和湿针刺法（同注射）。Lewit 第一个发表了干针刺 TrP 可立即止痛的"针刺效应"[17]。他认为针刺 TrP 的疼痛程度是直接关系到治疗能否成功和治疗精确度的重要指标。Hong 得到了同样的结果，并且补充"在注射的同时必须引出局部抽动反应，以获得即时的理想效果"[18]。许多高质量的 RCT 研究都发现干针刺法、利多卡因注射法、生理盐水注射法和类固醇注射法之间并无明显差异，这就支持了单独针刺TrP 足以缓解疼痛，增加关节活动度的理论[16,18-20]。但一些专家仍然倾向于使用利多卡因注射法，因为这能减少针刺后的疼痛[2,18]。注射后，许多临床医生常在一个扇形或圆形的范围内连续针刺，保证扳机点完全失活[2]。患者可能需要数周内多次在 TrP 进行注射以维持长期疗效[2]。其他主要使用的注射剂是肉毒杆菌毒素（BTX），同样被多个试验证明其治疗效果并不比丁哌卡因、干针刺或生理盐水注射更好[19,21,22]。为了避免肌肉受到过度的损伤，注射利多卡因时推荐使用 25G 穿刺针。如需达到深层肌肉如腰方肌，可考虑使用 22G 脊髓穿刺针。行干针刺法时，使用细针较皮下注射针带来的损伤更小。

TrP 的超声鉴别

最近，大量文章报道了超声引导下的 TrP 注射具有以下优点：①可避免损伤神经、血管和脏器；②提高了 TrP 注射的准确度和有效性；③有助于分辨和治疗位于深层肌肉的 TrP。

Botwin 记录了在超声引导下颈胸部 TrP 注射，以提高注射的准确度，防止并发症，例如气胸[23]。Rha 证明了超声在探查背侧深部肌群局部抽动反应的有效性，但其并未描述 TrP 的表现[24]。Sikdar 和 Ballyns 总结到：①TrP 在二维超声上表现为局灶性、低回声区；②TrP 在弹性成像中较周围肌肉组织硬度更高；③活动性的 TrP 在多普勒超声中表现出高阻力血管床[25-27]。与 Sikdar 和 Ballyns 对于 TrP 的低回声描述相反，Shankar 在一篇病例报道中发现冈上肌和斜方肌的 TrP 表现为局部高回声[28]。Shankar 认为引起这种差异的原因是 Sikdar 在其研究中使用的是低频率凸阵探头，但是 Sikdar 在研究中报道使用的是线阵探头。Shanker 引用 1997 年 Gerwin 最早报道的 Trp 的超声表现，文中称 TrP 在超声下表现为高回声[29]。Niraj 在一篇文献中将腹直肌的 TrP 描述为"混合回声区"[30]。所以 TrP 的超声表现一直存在争议。

Ballyn 团队在美国国立卫生研究所康复医学科和临床研究中心进行的研究获得了一些有力的数据。他们通过大样本和二次成像技术（弹性超声和多普勒）量化肌肉，还使用压力痛觉计对痛阈进行测量。他们采用二维灰阶超声对 TrP 进行的描述似乎更加准确。即使如此，当他们描述 TrP 的超声表现时仍使用"典型"这一措辞（表 8.1）。这方面还有很多问题没有得到解决，例如：TrP 的声像图表现是否是连续的？TrP 的超声表现与其严重程度的关系？是否与一些特殊的肌肉相关，如斜方肌、腹直肌？是否与 TrP 肌腱连接相邻有关？

斜方肌

斜方肌由上、中、下 3 个部分组成[31]。每个部分有不同的功能和肌纤维方向，受第Ⅺ对颅神经

表 8.1　触发点的超声形态研究

研究者	样本量	超声设备	超声表现
Sikdar，等[27]	9	12-5MHz 线阵式探头（Philip iU22 型临床超声系统及 L12-5 探头）	局部低回声（阴影）伴特异性回声
Ballyns，等[25]	44	12-5MHz 线阵式探头（Philip iU22 型临床超声系统及 L12-5 探头）	TrP 表现为局部低回声（阴影）伴特异性回声
Niraj，等[30]	10	12-7MHz 高分辨探头（Sonosite S-Nerve 超声系统）	混合回声区

（副神经）及颈神经 C_2~C_4 分支支配。上斜方肌的作用是在胸锁关节旋转锁骨、上举或外旋肩胛骨和下拉肩胛盂，中斜方肌的作用是使肩胛骨向内侧回缩，下斜方肌固定肩胛骨并协助其向内侧和下方移位。Travell 和 Simons 研究发现，许多日常活动可诱发上斜方肌的激发痛，如绘画、演奏、肘部无依托物地长时间打电话或用电脑打字[2]，以及颈部扭伤、胸罩带过紧、背包过重或创伤等亦可触发 TrP。Travell 和 Simons 在斜方肌上标注出 6 个 TrP 常见位置[2]，上、中、下 3 部分各有 2 个 TrP 分布。上斜方肌 TrP 发作易牵涉颈后至颞侧区，中斜方肌 TrP 易牵涉至脊柱旁区，下斜方肌 TrP 易牵涉乳突、颈后及肩胛间区。

上斜方肌的扫查方法及解剖标记

上斜方肌起于枕骨和颈突，经项韧带止于锁骨中外 1/3，形成斜方肌的前缘。其肌纤维斜向下外侧走行，朝向锁骨中外 1/3 的后缘[31]，其前缘深部为锁骨上凹。这一区域存在许多与生命支持相关的血管神经和脏器，因此注射风险很高。锁骨上凹内有锁骨下动静脉、臂丛神经和肺尖。

患者取坐位或俯卧位，可对 TrP 进行触诊。沿上斜方肌后部放置超声探头，扫查和识别 TrP。最浅层的肌肉为斜方肌。注射时根据位置决定进针路线。如在远侧区注射，由后至前进针可完全避免损伤锁骨上凹；如在更内侧位置注射，水平地从内侧缘至外侧缘进针可避开所有结构，除非穿刺针过长。多普勒超声下肋骨、锁骨和肩胛骨均表现为强回声，可分辨动静脉。

中斜方肌的扫查方法及解剖标记

斜方肌中部肌纤维起自 T_1~T_4 棘突的腱膜，止于肩峰及肩胛冈。中斜方肌可分为外侧区（肩胛区）和中央区（菱形肌区）。

外侧区即覆盖肩胛骨的区域。探头平行于肩胛冈，位于肩胛冈上方，由浅及深逐层可见皮下脂肪、斜方肌、冈上肌、肩胛骨侧缘。此区域唯一需要注意的神经血管是跨肩胛切迹的肩胛上动、静脉及肩胛上神经。此区由于肺受肩胛骨保护，注射操作相对较为安全（图 8.1）。

中央区是位于肩胛骨内侧缘和 T_1~T_4 棘突之间的区域。探头横向或纵向扫查斜方肌肌纤维，由

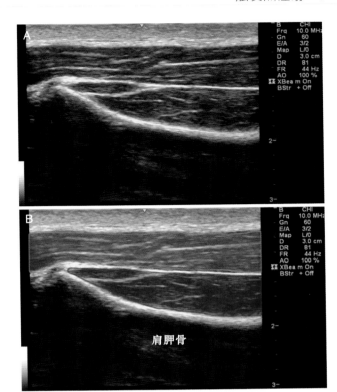

图 8.1　A. 上斜方肌的冠状图。B. 橙色区域为斜方肌，紫色为冈上肌和肩胛骨

浅及深逐层可见皮下脂肪、斜方肌、小菱形肌或肩胛提肌、上后锯肌、竖脊肌、肋骨。副神经（spinal accessory nerve，SAN）走行于斜方肌深面，菱形肌及肩胛提肌表面，平行于棘突向下走行，位于肩胛骨内侧缘内侧。多普勒超声可将 SAN 与其伴行的颈横动静脉上支区分开来。SAN 直径 1mm，在超声下可见为单束[32]。肩胛背神经和颈横动脉深支（肩胛背动脉）沿肩胛骨内侧缘走行，位于肩胛提肌和菱形肌的深面，上后锯肌和竖脊肌表面。此区域肌群较厚，操作时发生气胸的风险较小。超声下肋骨表现为强回声。

下斜方肌的扫查方法及解剖标记

下斜方肌起源于 T_5~T_{12} 棘突，止于肩胛冈下部。与中斜方肌相同，下斜方肌亦可分为侧区与中央区两部分。

外侧区即覆盖肩胛骨表面的部分，包括肩胛冈下的一小部分区域。探头平行置于肩胛冈下的位置，从浅到深逐层可见皮下脂肪、斜方肌、冈下肌、肩胛冈侧缘。与中斜方肌外侧区类似，此区域注射相对安全，因为无大神经及血管走行，且有肩胛骨保护肺。

中央区跨越 T_5~T_{12} 棘突，距离较长。此区深面大部为大菱形肌，下部为竖脊肌或背阔肌。SAN 及其伴行血管终止于此，故稍难区分神经血管等组织结构。

注射技术：切面内长轴路径

患者体位：中或下斜方肌注射取俯卧位，上斜方肌注射取俯卧位或坐位。

探头位置：放置于触发点上，与肌纤维走行方向平行或垂直（图 8.2A）。

结构标志：上斜方肌注射时，彩色多普勒超声可用于分辨锁骨上凹内的锁骨下动、静脉和走行于中斜方肌深部、其余肌群浅部筋膜内的颈横动脉浅支。肺尖大致在胸锁乳突肌（SCM）前缘水平，锁骨中 1/3 上 2.5cm 处[31]。

进针位置：取超声显像最佳的角度，针平行于探头进针，同时行局部麻醉。

安全提示：可能存在的风险：出血时间延长、

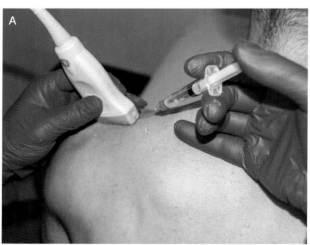

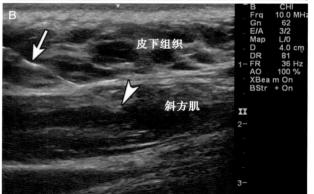

图 8.2 A. 上斜方肌的切面内冠状位注射示例。B. 切面内路径：无柄箭头为针尖，有柄箭头为穿刺针，皮下组织和斜方肌已标记

感染、变态反应、严重疼痛或抽搐、功能评分下降、气胸。

要点：

· 仔细分辨高回声的肋骨和肋骨间胸膜以避免气胸。

· 采用多普勒超声鉴别血管结构以避免造成血管内注射。

· 如肌紧张带在注射针下滑动，则用手指沿纵行方向按住 TrP 防止滑动。

· 如注射前引出了牵涉痛或局部抽动反应，当针一进入 TrP，这种情况会立即复发。

· 治疗后患者应积极活动注射部位的所有肌肉，使其得到充分舒张。

物品准备：

· 高频线阵式换能器（10MHz 以上）。

· 25G，1.5″注射针。

· 1~3 mL 局部麻醉药。

前斜角肌

斜角肌紧邻颈椎外侧，受 C_2~C_8 颈前神经的支配，分为 4 个部分：前斜角肌、中斜角肌、后斜角肌和小斜角肌。前、中斜角肌收缩使第一肋骨抬高，头向同侧偏。后斜角肌收缩使第二肋骨抬高，颈向同侧偏。同时斜角肌还参与呼吸。发生于斜角肌的 TrP 可引起肩、背及上肢的疼痛。推动、抬高、咳嗽、肌骨不对称等可引起步态异常的因素均可能诱发激活 TrP，其牵涉痛可放散至前胸、同侧上肢及肩胛骨内侧缘[4]。

扫查技术及解剖标记

前斜角肌由多个起源于 C_3~C_6 横突前结节的肌腱膜融合组成，止于第一肋前斜角肌结节。患者仰卧，支撑颈部并将头向对侧转 20°，沿 SCM 后缘，大致在乳突与锁骨中点，轴向放置探头，可见 SCM 后紧邻前斜角肌肌腹。前斜角肌内侧有颈动脉鞘，其中穿行颈总动脉、颈内静脉和迷走神经，其位于 SCM 深部，故易于避开。斜角肌前面为膈神经，其后为臂丛神经与锁骨下动、静脉（图 8.3）。

注射技术：短轴切面内路径

患者体位：患者仰卧位，支撑颈部，头向对侧偏 20°。

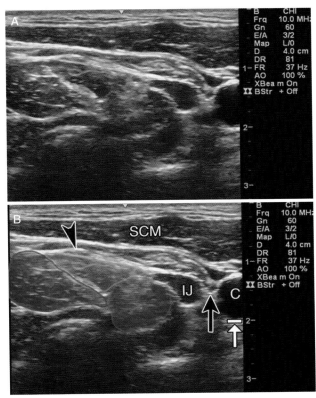

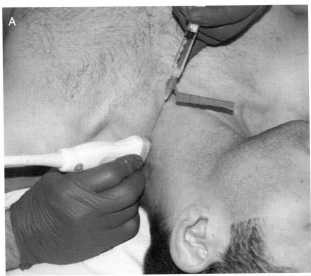

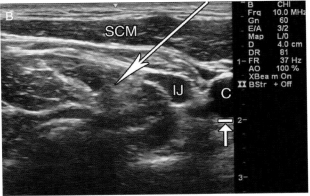

图 8.3　A. 斜角肌轴位图。B. 紫色区域为后斜角肌，橙色区域为中斜角肌，紫红色区域为前斜角肌，黑色有柄箭头为迷走神经，黑色无柄箭头为膈神经，SCM 为胸锁乳突肌，IJ 为颈内静脉，C 为颈动脉，白色带标箭头标记颈动脉

图 8.4　A. 前斜角肌进针示例。B. 短轴切面内路径示例，白色长箭头为至前斜角肌针道，SCM 为胸锁乳突肌，C 为颈动脉，IJ 为颈内动脉，白色带标箭头为颈动脉

探头位置：探头以短轴向置于 SCM 后缘（图 8.4A）。

结构标志：彩色多普勒可分辨颈内动脉、颈内静脉、锁骨下动、静脉及颈外动脉。

进针位置：针平行于探头进针，以保证最佳超声成像，同时行局部麻醉。

安全提示：

· 臂丛麻痹：2009 年 Torriani 报道了采用超声引导下前斜角肌注射丁哌卡因治疗胸廓出口综合征，其中有 33% 发生臂丛麻痹[33]。在一项注射肉毒杆菌的类似研究中，无臂丛麻痹发生[34]。这些证据表明，在这个区域要想避免非预期的神经阻滞，最好选用肉毒杆菌。

· 膈神经麻痹：据报道，在许多研究中肌间沟阻滞的膈神经麻痹发生率高达 100%[35]。Kessler 报道采用高分辨率超声成像，膈神经呈单束，平均直径 0.76mm，在 23 名志愿者中，93.5% 可以显示[36]。

要点：

· 前斜角肌注射应当采用肉毒杆菌，因为局部麻醉药的注射可能会导致暂时性的臂丛或膈神经麻痹。

· 膈神经走行于前斜角肌浅层，可被超声识别。

· 采用多普勒模式可识别颈内动脉、颈内静脉及其分支。

· 如肌紧张带在注射针下滑动，则用手指沿纵行方向按住 TrP 防止针滑动。

· 如注射前引出了牵涉痛或局部抽动反应，当针一进入 TrP，这种情况会再次发生。

· 治疗后，患者应充分活动注射部位的所有肌肉。

物品准备：

· 高频线阵式探头（10MHz 以上）。

· 25G，1.5″注射针。

· 1~3mL 局部麻醉药或肉毒杆菌毒素制剂。

胸锁乳突肌 (SCM)

胸锁乳突肌（sternocleidomastoid muscle，SCM）可分为胸骨部和锁骨部，分别有不同的功能和牵涉痛区域。胸骨部 TrP 牵涉痛以眼、颊部最明显，而锁骨部 TrP 牵涉痛以耳及前额最明显[4]。此外，发生于 SCM 的 TrP 还可能引起自发症状[4]，胸骨部 TrP 可能引起流泪，刺激锁骨部的 TrP 还可能使患者感到眩晕。SCM 受副神经（第 XI 对颅神经）及颈丛的 C_1~C_2 分支支配。双侧 SCM 同时收缩时，头向后仰；单侧 SCM 收缩时，头向同侧弯并向对侧旋转[31]。

扫查技术及解剖标记

SCM 构成了颈后三角的前缘和颈前三角的后缘。SCM 起源于乳突，沿头两侧下降，其下端胸骨头走行于锁骨头表面并止于胸骨柄，锁骨头止于锁骨中 1/3。SCM 位于除颈阔肌外所有颈前肌群的表面。SCM 深面几乎全程为颈动脉鞘，其中包含颈总动脉、颈内静脉和迷走神经。第 IX、X、XI、XII 对脑神经均横贯于颈动脉鞘上部。沿 SCM 纵向放置探头，沿长轴扫查以辨别以上结构（图 8.5）。

注射技术：切面内冠状路径

患者体位：患者取仰卧位，头偏向对侧。

探头位置：沿 SCM 纤维纵向放置探头（图 8.6A）。

结构标志：彩色多普勒可分辨颈总动脉、颈内静脉。

进针位置：穿刺针平行于探头进针，以获得最佳超声成像，同时行局部麻醉。

安全提示：吞咽困难是 SCM 盲法注射肉毒杆菌或肌电图引导下注射的一个显著副作用。Hong 发现单纯通过肌电图引导进行注射引起吞咽困难的发生率是 34.7%，而超声引导配合肌电图引导进行操作时其发生率降至 0[37]。

要点：

· SCM 位置较表浅，故应谨慎进针以避免损伤深部结构。

· 彩色多普勒超声可分辨出颈动脉鞘，避免造

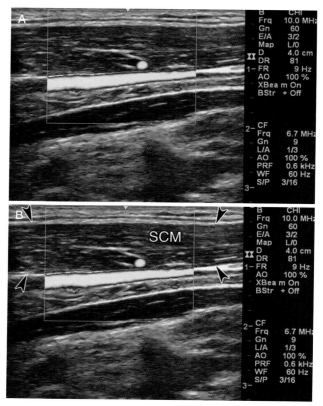

图 8.5　A. 多普勒胸锁乳突肌冠状位图。B. SCM 为胸锁乳突肌，黑色无柄箭头为胸锁乳突肌外缘，多普勒示颈动脉走行于胸锁乳突肌深面

成鞘内注射。

· 如果肌紧张带引起注射针的旋转，则用手指沿纵行方向按住 TrP 防滑针摆动。

· 如果注射前引出了牵涉痛或 LTR，当针一进入 TrP，这种情况会再次发生。

· 治疗后患者应充分活动注射部位的所有肌肉，使其得到充分舒张。

物品准备：

· 高频线阵式换能器（10MHz 以上）。

· 25G，1.5″注射针。

· 1~3mL 局部麻醉药。

肩胛提肌 (LS)

颈部牵涉痛区肌筋膜痛往往来源于肩胛提肌（levator scapulae，LS）[4]。其功能是下旋肩白，上提和内收肩胛骨[4,31]。肩胛提肌起源于寰椎和枢椎的横突和 C_3~C_4 后结节，下行止于肩胛冈上内侧缘[31]。受肩胛背神经和 C_3、C_4 颈神经根支配。

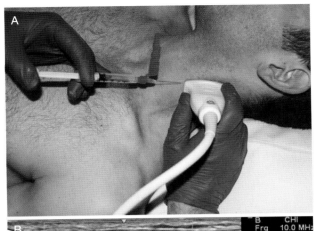

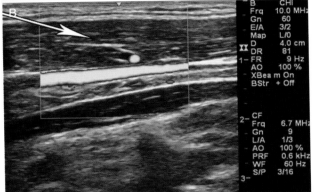

图 8.6　A.探头以冠状位放置于 SCM 上。B.冠状切面内路径，白色箭头指示入胸锁乳突肌针道，多普勒下见胸锁乳突肌深面高亮区为颈动脉

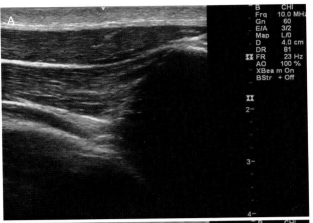

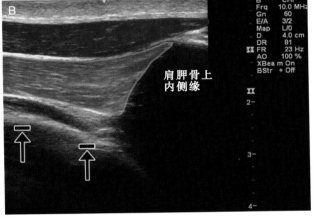

肩胛骨上内侧缘

图 8.7　A.肩胛提肌矢状位图像。B.紫色区域为斜方肌，橙色为肩胛提肌，黑色带标箭头为肋骨，肩胛骨上内侧缘已标记

扫查技术及解剖标记

探头沿斜方肌置于枕部与肩胛上角之间，向前扫查，由浅及深依次可见皮下组织、斜方肌、肩胛提肌。肩胛提肌深部为上方斜角肌和后面的 T_1~T_3 肋骨，肩胛提肌内侧为颈夹肌、头夹肌（图8.7）。

注射技术：切面内矢状路径

患者体位：患者取俯卧位。

探头位置：如前述扫查位置沿肩胛提肌长轴放置探头（图8.8A）。

结构标志：彩色多普勒可分辨走行于斜方肌深部、肩胛提肌浅部的颈横动脉浅支，并有副神经与之伴行。

进针位置：穿刺针平行于探头进针，以显示最佳超声成像，同时行局部麻醉。

安全提示：如在肩胛骨的肌肉止点进行注射应注意避开肺尖。

要点：

·注意分辨走行于斜方肌深部、肩胛提肌浅部的副神经，避免神经损伤。

·如肌紧张带引起注射针的旋转，则用手指沿纵行方向按住 TrP 防止针滑动。

·如注射前引出了牵涉痛或 LTR，当针一进入 TrP，这种情况会再次发生。

·治疗后患者应充分活动注射部位的所有肌肉，使其得到充分的舒张。

物品准备：

·高频线阵式换能器（10MHz 以上）。

·25G，1.5″注射针。

·1~3mL 局部麻醉药。

菱形肌

大菱形肌和小菱形肌相互平行，自胸骨柄上缘下降至肩胛骨内侧缘。小菱形肌是起自项韧带

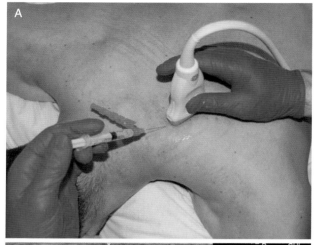

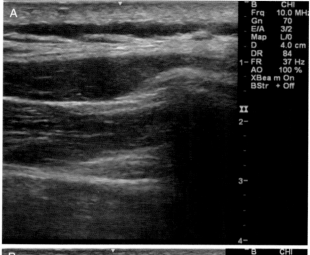

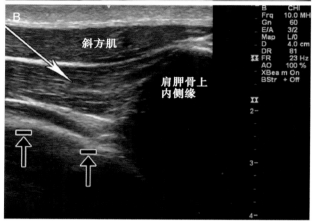

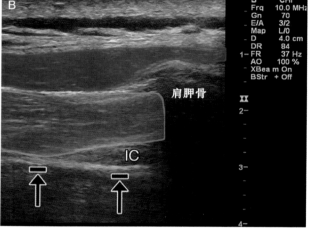

图 8.8 A. 肩胛提肌矢状位进针。B. 切面内矢状途径，白色箭头为针道，黑色带标箭头为肋骨，斜方肌及肩胛骨上内侧缘已标出

图 8.9 A. 菱形肌轴位图像。B. 紫色区域为斜方肌，橙色区域为菱形肌，IC 为肋间肌，黑色带标箭头为胸膜，肩胛骨已标记

和 $C_7 \sim T_1$ 棘突，止于肩胛骨内侧缘的小肌肉[31]。大菱形肌为一大板状肌，起自 $T_2 \sim T_5$ 棘突及冈上肌韧带，止于肩胛冈内侧缘肩胛下脊[31]；均受肩胛背神经支配。菱形肌牵涉痛放散至肩胛骨内侧缘，可由双肩的持续伸展诱发。

扫查技术及解剖标记

探头以矢状位观察大菱形肌纤维横截面，由浅及深逐层可见皮下脂肪、斜方肌、大菱形肌、竖脊肌（内侧部）、肋骨。肩胛背神经和颈横动脉深支（肩胛背动脉）沿肩胛骨内侧缘走行于菱形肌与肩胛提肌深面，上后锯肌与竖脊肌表浅部。转动探头位于菱形肌长轴，以探头外侧缘位于内侧肩胛骨以获得长轴图像（图 8.9）。

注射技术：切面内短轴路径

患者体位：患者坐位或俯卧位。

探头位置：探头短轴置于菱形肌上（图 8.10A）。

结构标志：彩色多普勒可用于分辨肩胛背动脉。

进针位置：穿刺针平行于探头进针，以获得最佳超声成像，同时行局部麻醉。

安全提示：存在出血延长、感染、过敏反应、疼痛增加以及功能下降、气胸等风险。

要点：

·确认肋骨及肋下的肺脏：注射前避免穿刺针插入过深。

·如肌紧张带引起注射针的旋转，则用手指沿纵行方向按住 TrP 防止针滑动。

·如注射前引出了牵涉痛或 LTR，当针一进入 TrP，这种情况会再次发生。

·治疗后患者应充分活动注射部位的所有肌肉，使其得到充分舒张。

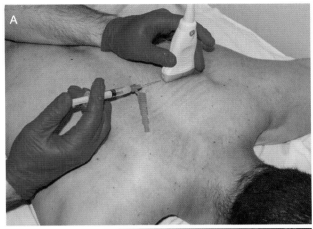

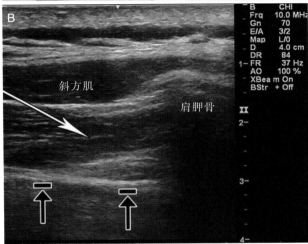

图 8.10　A. 菱形肌轴位进针示例。B. 切面内矢状路径示例，白色箭头为穿向菱形肌针道，黑色带标箭头为胸膜，斜方肌及肩胛骨已标记

物品准备：

· 高频线阵探头（10MHz 以上）。

· 25G，1.5″注射针。

· 1~3mL 局部麻醉药。

参考文献

[1] Simons DG, Travell JG. Myofascial origins of low back pain. Parts 1, 2, 3. Postgrad Med, 1983, 73:66–108.

[2] Travell J, Simons DG. Myofascial pain and dysfunction: the trigger point manual, vol. 1. Baltimore: Williams & Wilkins, 1983.

[3] Shah JP, Heimur J. New frontiers in the pathophysiology of myofascial pain. Pain Pract, 2012, 22(2):26–33.

[4] Simons DG, Travell JG, Simons LS. Travell & Simons' myofascial pain and dysfunction: the trigger point manual. vol. 1. 2nd. Baltimore: Williams & Wilkins, 1999.

[5] Hubbard DR, Berkoff GM. Myofascial trigger points show spontaneous needle activity. Spine, 1993, 18:1803–1807.

[6] Simons DG, Hong CZ, Simons LS. Endplate potentials are common to midfi ber myofascial trigger points. Am J Phys Med Rehabil, 2002, 81(3):212–222.

[7] Shah JP, Phillips TM, Danoff JV, et al. An in vivo microanalytical technique for measuring the local biochemical milieu of human skeletal muscle. J Appl Physiol, 2005, 99:1977–1984.

[8] Shah JP, Danoff JV, Desai M, et al. Biochemicals associated with pain and infl ammation are elevated in sites near to and remote from active myofascial trigger points. Arch Phys Med Rehabil, 2008, 89:16–23.

[9] Shah JP, Gilliams EA. Uncovering the biochemical milieu of myofascial trigger points using in-vivo microdialysis: an application of muscle pain concepts to myofascial pain syndrome. J Bodyw Mov Ther, 2008, 12(4):371–384.

[10] Mense S. How do muscle lesions such as latent and active trigger points influence central nociceptive neurons. J Musculoskelet Pain, 2010, 18(4):348–353.

[11] Woolf CJ. Central sensitization: implications for the diagnosis and treatment of pain. Pain, 2011, 152 (3 Suppl):S2–15.

[12] Niddam DM, Chan RC, Lee SH, et al. Central modulation of pain evoked from myofascial trigger point. Clin J Pain, 2007, 23:440–448.

[13] McPartland JM. Travell trigger points: molecular and osteopathic perspectives. J Am Osteopath Assoc, 2004, 104: 244–249.

[14] Jones LH. Strain and counterstrain. Colorado Springs: The American Academy of Osteopathy, 1981.

[15] Kuchera WA, Kuchera ML. Foundations for osteopathic medicine. 2nd ed. Philadelphia: Lippincott Williams & Wilkins, 2003.

[16] Annaswamy TM, De Luigi AJ, O'Neill BJ, et al. Emerging concepts in the treatment of myofascial pain: a review of medications, modalities, and needle-based interventions. PM R, 2001, 3:940–961.

[17] Lewit K. The needle effect in the relief of myofascial pain. Pain, 1979, 6(1):83–90.

[18] Hong CZ. Lidocaine injection versus dry needling to myofascial trigger point. The importance of the local twitch response. Am J Phys Med Rehabil, 1994, 73(4):256–263.

[19] Kamanli A, Kaya A, Ardicoglu O, et al. Comparison of lidocaine injection, botulinum toxin injection, and dry needling to trigger points in myofascial pain syndrome. Rheumatol Int, 2005, 25:604–611.

[20] Cummings TM, White AR. Needling therapies in the man-

view. Arch Phys Med Rehabil, 2001, 82:986–992.

[21] Ferrante FM, Bean L, Rothrock R, et al. Evidence against trigger point injection techniques for the treatment of cervicothoracic myofascial pain with botulinum toxin type A. Anesthesiology, 2005, 103:377–383.

[22] Graboski CL, Gray DS, Burnham RS. Botulinum toxin A vs bupivacaine trigger point injections for the treatment of myofascial pain syndrome: a randomized double blind crossover study. Pain, 2005, 118:170–175.

[23] Botwin KP, Sharma K, Saliba R, et al. Ultrasound-guided trigger point injections in the cervicothoracic musculature: a new and unreported technique. Pain Physician, 2008, 11: 885–889.

[24] Rha D, Shin JC, Kim YK, et al. Detecting local twitch responses of myofascial trigger points in the lowerback muscles using ultrasonography. Arch Phys Med Rehabil, 2011, 92:1576–1580.

[25] Ballyns JJ, Shah JP, Hammond J, et al. Objective sonographic measures for characterizing myofascial trigger points associated with cervical pain. J Ultrasound Med, 2011, 30:1331–1340.

[26] Sikdar S, Ortiz R, Gebreab T, et al. Understanding the vascular environment of myofascial trigger points using ul trasonic imaging and computational modeling. Conf Proc IEEE Eng Med Biol Soc, 2010:5302–5305.

[27] Sikdar S, Shah JP, Gebreab T, et al. Novel applications of ultrasound technology to visualize and characterize myofascial trigger points and surrounding soft tissue. Arch Phys Med Rehabil, 2009, 90:1829–1838.

[28] Shankar Hartharan H, Reddy S. Two-and three-dimensional ultrasound imaging to facilitate detection and targeting of taut bands in myofascial pain syndrome. Pain Med, 2012, 13:971–975.

[29] Gerwin RD, Duranleau D. Ultrasound identifi cation of the myofascial trigger point(Letter). Muscle Nerve, 1997, 20(6): 767–768.

[30] Niraj G, Collett BJ, Bone M. Ultrasound-guided trigger point injection: first description of changes visible on ultrasound scanning in the muscle containing the trigger point. Br J Anaesth, 2011, 107(3):474–475.

[31] Standring S. Gray's anatomy: the anatomical basis of clinical practice. 40th ed. Edinburgh: Churchill-Livingstone, Elsevier, 2008.

[32] Kessler J, Gray AT. Course of the spinal accessory nerve relative to the brachial plexus. Reg Anesth Pain Med, 2007, 32(2):174–176.

[33] Torriani M, Gupta R, Donahue DM. Sonographically guided anesthetic injection of anterior scalene muscle for investigation of neurogenic thoracic outlet syndrome. Skeletal Radiol, 2009, 38: 1083–1087.

[34] Torriani M, Gupta R, Donahue DM. Botulinum toxin injection in neurogenic thoracic outlet syndrome: results and experience using a ultrasound-guided approach. Skeletal Radiol, 2010, 39:973–980.

[35] Urmey WF, Talts KH, Sharrock NE. One hundred percent incidence of hemidiaphragmatic paresis associated with interscalene brachial plexus anesthesia as diagnosed by ultrasonography. Anesth Analg, 1991, 72(4):498–503.

[36] Kessler J, Schafhalter-Zoppoth I, Gray AT. An ultrasound study of the phrenic nerve in the posterior cervical triangle: implications for the interscalene brachial plexus block. Reg Anesth Pain Med, 2008, 33(6):545–550.

[37] Hong JS, Sathe GG, Niyonkuru C, et al. Elimination of dysphagia using ultrasound guidance for botulinum toxin injections in cervical dystonia. Muscle Nerve, 2012, 46: 535–539.

S. Nickl, DO · L.M. Terranova, MD, DO
Department of Rehabilitation Medicine,
Icahn School of Medicine at Mount Sinai, New York, NY, USA
e-mail: snick11372@gmail.com; terranova.lauren@gmail.com

神经肌肉或化学去神经支配 9

Sarah Khan, Emerald Lin, Jonathan S. Kirschner

痉挛，是一种由于肌牵张反射失去脊髓抑制作用而引起的速度依赖性肌肉被动运动抵抗增强的现象。它可能是有益的，也可能是有害的。对痉挛的处理和治疗可能对患者的生命产生重大影响，因为伴随可能发生的上运动神经元紊乱，例如卒中、创伤或缺氧性脑损伤、脊髓损伤。肌张力障碍，是一种以不自主肌肉收缩运动所致的姿势异常或扭曲为特征的神经性运动失调。痉挛和肌张力障碍可能引起身体疼痛和不适，会导致日常活动、步行或独立生活的不便。严重的痉挛使患者易发生关节挛缩和皮肤损害。

对于局灶性痉挛或肌张力障碍患者，肉毒杆菌毒素的化学去神经法是一种改善自主功能的有效治疗方法。一般与其他药物或治疗方法联合，或在其他治疗方法失败后使用。临床医生对治疗结果的评价应包含主动和被动活动的对比，以及患者和家属对功能的预期，还应考虑到某些肌肉功能性痉挛的作用，例如应避免削弱抗重力肌的功能。

注射肉毒杆菌毒素往往在肌电图（electromyography，EMG）和电刺激（E-stim）引导下确认目标肌肉，以提高其准确度。EMG引导具体来说就是将针电极插入肌肉内记录其电活动。听觉反馈的提高预示着挛缩肌肉运动单元激发性的升高。E-stim引导是指利用电流通过插入肌肉的探针引起肌肉收缩。

近年来，超声在肌肉骨骼条件成像方面的应用越来越常见。成熟的超声技术可以使临床医生直观地看到病理结构，利用超声更是提高了一些靶向性介入注射的准确度。一些在尸体上的研究也已证实，在对关节及肌腱部进行注射时，超声引导较盲法的准确度得到很大提高[1-3]。

采用传统的触诊和解剖标识的注射在对较大肌肉或表浅肌肉进行操作时准确度尚高，而对小肌肉或深层肌肉进行操作时准确度欠佳[4-5]。EMG引导是目前进行化学去神经法注射时的金标准。最初使用EMG或E-stim引导，但是并未达到理想效果后，超声引导可作为提高独立肌肉或肌肉区域精确注射的补充方法。超声引导的化学去神经法还适用于一些深部肌肉如胫后肌，一些通过外科标识难以定位的肌肉如指浅屈肌（FDS）的独立肌腹，以及一些靠近重要神经血管的肌肉如治疗颈肌张力障碍时的颈部肌群。还有诸如处于痉挛状态或术后解剖结构发生了改变的患者亦适用此法。另外一种应用是超声引导的化学去神经法对单独EMG或E-stim注射困难，并且肉眼可视性差的肌肉可以确认和准确注射，例如对胫骨后肌进行前路注射或对髂腰肌进行后路注射。

在进行肉毒杆菌毒素治疗前，应充分了解患者的病史以确定最优治疗方法，包括诱发痉挛的原因、症状的严重程度、既往治疗史等。还有必要与患者家属进行适当的交流，了解他们对于治疗效果的预期及坚持治疗的能力。无论是对关节活动度的评估，或是使用诸如修正 Modified Ashworth 量表或 Tardieu 量表对患者进行临床评估，记录每一个测试项目并评估其治疗的有效性十分重要：要记录静息状态和运动状态下的情况，以及患者的步态、动度等。表9.1显示了可能从患者身上观察到的常见痉挛状态。

一些综合性的治疗方法，例如：拉伸、关节活动度、夹板治疗、矫形器、药物治疗、化学去神经法、化学神经消除、鞘内注射巴氯芬以及手术都值得考虑。而一个完善的痉挛评价对于根据患者的需求和期望制订的最优治疗方案非常重要。一些痉挛发作的根源是脊髓损伤和波及全身的多发性硬化，故口服药物和巴氯芬鞘内注射常常是

93

表 9.1 常见痉挛分类[6]

分类	病因
轻瘫伴屈肌协同	心血管意外，创伤性或非创伤性脑损伤，脑瘫
蹲伏步态	脑瘫
斜颈	早产，颈肌张力障碍
剪形步态	脑瘫

最佳治疗方案。对于由中风或脑创伤性损伤引起的局部痉挛，则可选择肉毒毒素注射和化学神经消除。口服药物常有效但往往受限于认知方面的副作用。对于一些较为严重的痉挛，巴氯芬鞘内注射效果佳。

对于要行肉毒杆菌毒素化学去神经法的患者，应确保其 3 个月内在其他肌肉部位无肉毒毒素注射史以防抗体形成。如果患者已对肉毒毒素 A 产生抗体，可尝试使用肉毒毒素 B。确保治疗操作前已与患者及家属充分沟通，详细交代治疗的风险、预期等。一定要确定肉毒毒素治疗前考虑到患者对于功能的预期效果。注射肉毒毒素可缓解抽搐，从而改善疼痛状况及关节活动度，改善患者的健康状况或功能。应向患者及其家属说明，注射肉毒毒素并不能增强其力量。降低患者痉挛可能进一步增强对拮抗肌自主运动的控制（特指已有或恢复了对随意肌控制的患者），即削弱甚至消除了痉挛对于自主运动的阻碍。而临床医生还意识到，患者可能因此获得了某些功能效益（如步行或穿衣时的稳定性），也可能由于肉毒毒素削弱了某些特定肌肉的力量而发生功能丧失。

肉毒毒素 A 与肉毒毒素 B 均用于痉挛的临床治疗。在美国国内销售的肉毒毒素 A 有 3 种：onabotulinumtoxin A（Botox），abobotulinumtoxin A（Dysport）和 incobotulinumtoxin A（Xeomin），肉毒毒素 B 只有 rimabotulinumtoxin B（Myobloc）一种。表 9.2 介绍了每种肉毒毒素的成分、作用机制、FDA 注明及未注明的适应证、优点及副作用等。但仍然没有这些肉毒杆菌制剂剂量的标准化和对不同肌肉注射时的浓度，故应以最小剂量开始治疗并在其后的治疗中逐步加量并观察，以确保把不良反应控制在最小范围内（表 9.2）。

表 9.2 化学去神经法药物[7]

	肉毒毒素 A			肉毒毒素 B
	Botox Onabotulinumtoxin A	Xeomin Incobotulinumtoxin A	Dysport Abobotulinumtoxin A	Rimabotulinumtoxin B
衍生物或成分	梭菌属神经肉毒毒素或人血白蛋白	梭菌属神经肉毒毒素	梭菌属神经肉毒毒素	梭菌属神经肉毒毒素或封闭人血白蛋白
作用机制	抑制突触前膜 Ach 的释放–SNAP 25 "3s 原则" 3d 起效，3 周达峰值，3 个月完全代谢	抑制突触前膜 Ach 的释放–SNAP 25	抑制突触前膜 Ach 的释放–SNAP 25	抑制突触前膜 Ach 的释放–VAMP 或突触泡蛋白
FDA 核准的适应证	颈肌张力障碍，眼睑痉挛，膀胱过劳，二头肌、桡侧腕屈肌、尺侧腕屈肌、指浅屈肌、指深屈肌的不明原因痉挛	颈肌张力障碍，眼睑痉挛	颈肌张力障碍	颈肌张力障碍
药品核准标示外使用	卒中痉挛，多发性硬化，帕金森病，脑瘫，脊髓损伤，TBI 局部肌张力障碍	卒中痉挛，多发性硬化，TBI，脑瘫，脊髓损伤，头痛	卒中痉挛，TBI，脑瘫多发性硬化，脊髓损伤	脑瘫相关痉挛，慢性肛裂，肌萎缩性侧索硬化症或帕金森病相关的流涎症状
其他优点		无结合蛋白，特异性抗体更少，治疗反应更轻[8] 无须冷藏重构，恶劣环境仍有效或黑矇		

	肉毒毒素 A			肉毒毒素 B
	Botox Onabotulinumtoxin A	Xeomin Incobotulinumtoxin A	Dysport Abobotulinumtoxin A	Rimabotulinumtoxin B
副作用或缺陷	所有肉毒毒素 A 均有相同的副作用，包括：虚弱，类流感综合征 肉毒毒素中毒：全身性肌无力，虚弱，末梢蔓延 　复视 　视力模糊及睑下垂 　声嘶、声音改变或失声 　吐字不清 　小便失禁 　呼吸困难 　吞咽困难或噎嗝 注射后数小时到数周均可能发生症状 副作用持续 3 个月后开始减退 可能产生抗体	同左	同左	头痛，口干，吞咽困难，消化不良，注射部位疼痛，类流感综合征 外周运动神经性疾病（如：肌萎缩性侧索硬化症，周围神经病） 神经肌肉接头疾病（如：重症肌无力，肌无力综合征） 神经肌肉疾病患者重症吞咽困难及呼吸衰竭的风险升高 呼吸系统损害死亡的风险升高，特别是用于治疗药品核准标示外的脑瘫相关的痉挛的儿童
剂量	首次最大剂量：400U 1∶1Botox 儿童按：12U/kg	治疗颈部张力失常：每次治疗期间 120U 3 个双盲研究的中间剂量： SCM：25U 头夹肌或头半棘肌：48U 斜方肌：25U 肩胛提肌：25U 斜角肌（中、前）：20U[9]	首次推荐剂量：500U，首次治疗或后续治疗均如此以 250U 增加剂量 肌肉首次剂量（中间剂量）： SCM：125U 头夹肌：200U 斜方肌：103U 肩胛提肌：105U 斜角肌（中、前）：116U 头半棘肌：132U 最长肌：150U	首次肉毒毒素注射：2 500~5 000U 肌内注射，分别注射于受累肌肉之间 后续治疗：少于首次注射剂量

Onabotulinum toxin A 是最早也是最广泛地被医生们用于临床治疗的肉毒毒素。表 10.3 注明了常常采用 Onabotulinum toxin A 注射的肌肉和特殊肌肉注射的常用剂量。首次治疗肉毒杆菌毒素 A 注射量不应超过 400U，其后每次加量不得超过 50U[9,10]。对于儿童的治疗，最大推荐剂量每次不得超过 400U 或者 12U/kg，按较低值计算[11]。FDA 通过并限定肉毒杆菌毒素用于治疗成人上肢痉挛的 5 类肌肉：肱二头肌、桡侧腕屈肌（FCR）、尺侧腕屈肌（FCU）、指浅屈肌（FDS）和指深屈肌（FDP）。对于其他肌肉和儿童的治疗剂量仍然未标明，但也常被许多临床医生采用（表 9.3）。

前臂屈肌痉挛：握指成拳

上肢的前臂肌肉易发生痉挛的有腕屈肌、指屈肌和旋前肌。腕屈肌包括桡侧腕屈肌和尺侧腕屈肌，指屈肌包括近端指间关节的指浅屈肌和远端指间关节的指深屈肌，拇长屈肌的主要功能为屈曲拇指指间关节。旋前圆肌和旋前方肌是前臂完成旋前动作的重要肌肉。Henzel 等人将前臂屈肌超声定位与 Delagi 描述的桡侧腕屈肌、旋前圆肌、拇长屈肌外科定位，Bickerton 发明的指浅屈肌描画定位进行比较发现：超声对于一些前臂肌

表9.3 痉挛测试及建议剂量[7,12]

痉挛的临床类型	涉及肌肉	活动度试验	Botox（U）（正常成人剂量）	Dysport（U）（正常成人剂量）
俯屈髋	髂腰肌	Thomas实验：如对侧腿不能伸展则为阳性	髂肌：50~100 腰大肌：50~100 股直肌：75~150	髂肌：200~400
蹲伏位	股直肌	髋关节伸展度		
内收髋	内收髋：短收肌、长收肌、大收肌	髋自正中线外展40°	短收肌：50~100 长收肌：50~100 大收肌：50~100 股薄肌：50~100	长收肌：500~750 大收肌：500~750
剪形步态	股薄肌（屈膝内收髋）			
屈膝	中腘绳肌腱：半膜肌、半腱肌 侧腘绳肌腱：股二头肌	屈膝或伸膝	中腘绳肌腱：50~150 侧腘绳肌腱：50~200	中腘绳肌腱：150~400 侧腘绳肌腱：150~400
伸膝或僵直膝	四头肌：股直肌、股外侧肌、股内侧肌、股中间肌	伊利实验：俯卧位提髋，不能屈足跟至臀则为阳性	股直肌：75~200 股肌：每次25~50	股外侧肌：150 股内侧肌：150
马蹄内翻足	中腓肠肌及侧腓肠肌、比目鱼肌、胫骨后肌	腓肠肌：踝关节背屈并膝伸展 比目鱼肌：踝关节背屈并膝屈曲 胫骨后肌：踝外翻	腓肠肌： 中腓肠肌:25~75 侧腓肠肌：25~75 比目鱼肌：50~200 胫骨后肌：25~150	中腓肠肌:150~400 侧腓肠肌：150~400
趾卷曲	趾长屈肌或趾短屈肌	趾伸长	50	100
肩内收或内旋	胸大肌 背阔肌 大圆肌 肩胛下肌	肩外展 肩外旋	胸大肌：60~140 背阔肌：80~160 大圆肌：25~50 肩胛下肌：25~50	胸大肌：150~300 背阔肌：150~300 大圆肌：100 肩胛下肌：100~150
肘屈曲	肱桡肌 肱肌 肱二头肌 旋前圆肌：近端	伸肘关节活动度 肱桡肌：中立位屈肘 肱肌：旋前位屈肘 肱二头肌：旋后屈肘	股桡肌：40~80 肱肌：30~60 二头肌：60~120 旋前圆肌：25~50	股桡肌：100~150 肱肌：150~200 二头肌：200~300 旋前圆肌：100~200
前臂旋前	旋前圆肌 旋前方肌	前臂旋后关节活动度	旋前圆肌：25~50 旋前方肌：20~40	旋前圆肌：100~200 旋前方肌：100~200
腕屈曲	桡侧腕屈肌 尺侧腕屈肌 外手指屈肌	伸腕关节活动度	桡侧腕屈肌：40~70 尺侧腕屈肌：20~40 外手指屈肌：40~80	桡侧腕屈肌：100~200 尺侧腕屈肌：100~150 外手指屈肌：100~150
拳紧握	指浅屈肌 指深屈肌	指浅屈肌：近端指节伸展 指深屈肌：远端指节伸展	指浅屈肌：20~80 指深屈肌：20~80	指浅屈肌：100~200 指深屈肌：100~200
拇指对掌	拇长屈肌 拇短屈肌 拇收肌	拇指伸展	拇长屈肌：20~30 拇短屈肌：10~20 拇收肌：10~20	拇长屈肌：100~150 拇短屈肌：50~100 拇收肌：50~100

肌腹（例如旋前圆肌、拇长屈肌、桡侧屈腕肌、中指或环指的指浅屈肌）的定位明显优于外科定位或描画定位[11,13]。Munin的试验证实了Bickerton的指浅屈肌描画定位法可行，并有效定位至肌腹[14]。描画定位法是随时长增强的，本试验用时10min。肌肉的超声定位时间根据操作者的经验而定，数秒至数分钟不等。另外，四肢活动度及体位的限制、肌萎缩或纤维化等因素都会影响描画定位的结果，超声定位则较少受到影响（表9.4）。

表 9.4 　掌部与握拳/屈曲拇指相关的肌肉

旋前圆肌
桡侧腕屈肌
尺侧腕屈肌
掌长肌
指深屈肌
指浅屈肌
拇长屈肌

扫查技术及解剖标记

　　患者将上臂外旋、前臂旋后，如由于痉挛不能取此体位，则外展内旋上臂，并尽可能地旋前。从内上髁长轴切面开始扫查，在此处可分辨出屈肌总腱附着点。然后将探头旋转 90°获得横断面（轴向）图像。向远端移动探头至前臂的近 1/3，可见旋前圆肌、桡侧腕屈肌、指深屈肌。旋前圆肌处于最外侧位（桡侧），桡侧腕屈肌和掌长肌在浅间隔中位于旋前圆肌的内侧。在同一横切面，可见指深屈肌位于这些肌肉的深层。向内侧（尺侧）并稍向远端移动探头，可见尺侧腕屈肌沿尺骨内侧走行。第二及第三指浅屈肌（FDS）可在前臂的中点看到，探头稍向内侧移动可见第四及第五 FDS 的肌腹。第二及第三 FDS 浅层靠外侧可见拇长屈肌（图 9.1）。

注射技术：切面内短轴路径

　　患者体位： 取舒适坐位，前臂外展旋后。最好有一处平面，前臂可放在上面。

　　探头位置： 探头以短轴位放置于前臂肌腹最明显处（图 9.2A）。

　　结构标志： 注意辨别肱动脉、正中神经和尺神经。

　　进针位置： 从紧邻探头正中或侧面进针，视肌肉情况而定，沿前臂边缘进针，并保持与探头平行以获得最佳图像。

　　安全提示： 多普勒超声可避免对桡侧或尺侧血管神经造成损伤，可避开正中神经或尺神经（位置见肘部章节）。

　　要点：

　　· 通过屈曲近端指间关节或远端指间关节的 FDS、FDP 分离。

　　· 操作前可予局部利多卡因软膏涂抹或冷喷雾

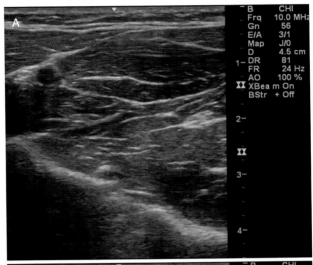

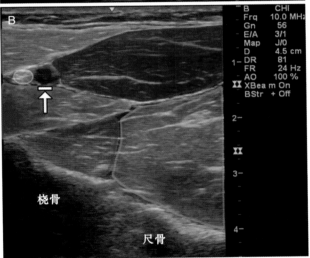

图 9.1 　A.前臂的横断面（短轴位）图像。B.绿色区域为肱桡肌，紫色区域为桡侧腕屈肌，水鸭色区域为旋前圆肌，紫红色区域为拇长屈肌，橘红色区域为指深屈肌，黄色区域为桡神经，白色带标箭头为桡动脉

处理。

　　· 如使用长针，可在不再次穿破皮肤的前提下改变注射点。

　　物品准备：

　　· 高频线阵探头（10MHz 以上）。

　　· 肉毒杆菌毒素。

　　· 24⁺G 特氟龙包被可用于注射的 EMG/E-stim 针，2.5″~3″。

　　· 备用 EMG 或神经刺激器引导。

髂腰肌痉挛：蹲伏步态

　　髂腰肌是最主要的屈髋肌，起源于 T_{12}~L_5 椎体

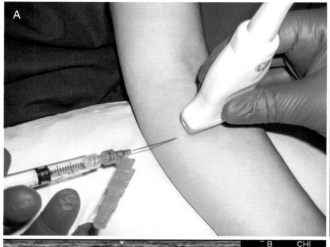
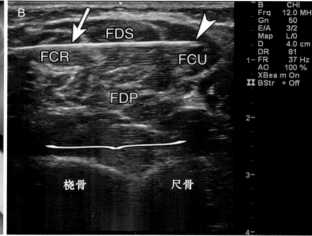
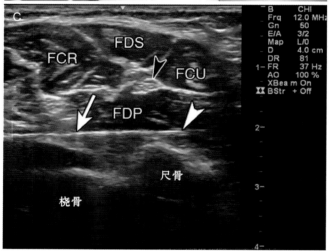

图9.2 A.探头以短轴位置于前臂近端示例。B.无柄箭头示位于尺侧腕屈肌的针尖，有柄箭头示注射针，括弧示针反射、尺骨及桡骨，FCR为桡侧腕屈肌，FDS为指浅屈肌，FCU为尺侧腕屈肌，FDP为指深屈肌。C.白色无柄箭头标记位于指深屈肌的针尖，白色有柄箭头标记注射针，黑色无柄箭头标记尺神经

侧面，止于股骨小转子。髂腰肌的痉挛典型表现是屈髋屈膝，髋内旋内收，即"蹲伏步态"。

超声引导下髂腰肌注射主要有两种方法。第一种方法是前外侧入路，与髂前上棘内侧成45°角，向近侧和内侧倾斜30°[15]。与另一种方法相比，这一入路肠管穿孔、髂外血管神经、输尿管及股神经损伤的风险较高。研究还表明，这种方法用于成人时较儿童具有更高的风险和挑战性。Westhoff介绍了一种腹股沟韧带下的肌肉注射前入路方法[16]。13例儿童患者均有姿势和关节活动度的改善，而且未表现出明显的操作并发症。此入路注射肉毒杆菌毒素主要作用于髂腰肌的髂肌部分而非腰大肌部分。EMG引导下前入路对髂肌注射相当准确，而超声引导并无明显优势。

回顾对运动终板的定位研究，前入路髂腰肌注射是将肉毒毒素注射至初级运动终板远端处的肌肉。Van Campenhout研究发现，腰大肌运动终板区远近两端的界限，位于T₁₂至腹股沟韧带之间

距离的30%~70%处[17,18]。因此，向初级运动终板位置注射肉毒毒素推荐使用后入路。

Ward介绍了一种盲法后入路腰大肌注射方法，从竖脊肌L₂、L₃、L₄位置进针，稍向侧偏，恰好过腰椎横突侧缘，再进针1~1.5cm可达腰大肌[19]。盲法或在EMG引导下行此操作时，我们对于进针的深度是否在腰大肌的合适位置并没有把握。为使后入路注射操作更为安全，一般可以用超声作为可视化引导，EMG作为听觉引导。Takai认为超声引导下的后入路更为可靠，因为操作者可以得到腰大肌的横截面图像，了解其厚度[20]。

Spinner、Khan和Kirschner最近证实了超声和EMG联合引导腰大肌注射后入路的可行性。在这个路径中，在L₃椎体附近可以显示腰大肌的横截面图像，且可以采用切面内技术引导针进入肌肉，而EMG确保了注射位置的准确性。超声联合EMG引导下后入路腰大肌化学去神经法已被证实有效，可以作为屈髋痉挛患者传统前入路注射治

疗效果欠佳时的一种新选择。

扫查技术及解剖标记

　　腰大肌起自 T_{12}~L_5 横突。自背侧为高回声骨性表面的髂后上嵴顶端开始，以短轴平面开始扫查。在同一平面渐向头侧缓慢扫查，可在骶骨及 L_5 棘突间见一低回声断裂带，再稍向头侧可见 L_5 棘突，继续向头侧移动至 L_3 椎体。沿着高回声骨质向下直到椎间关节，继续向侧旁移动至见横突高回声信号（三重王冠标志），横突侧面即可见腰大肌横截面（图9.3）。

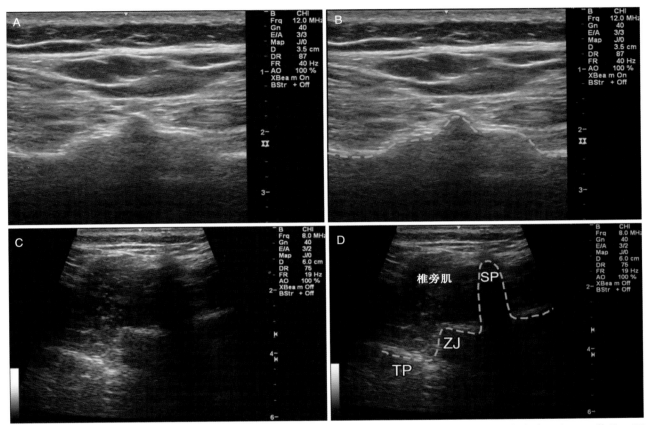

图9.3　A. 骶骨轴位图像。B. 橙色虚线标出了高回声骶骨多骨质区。C. L_5 椎体轴位图像。D. 橙色虚线标出了 L_5 椎体，SP 为棘突，ZJ 为关节突关节，TP 为横突，椎旁肌已标记

注射技术：切面内背侧短轴路径

　　患者体位：患者俯卧位，当髂腰肌痉挛或挛缩致屈髋不能俯卧时，可取侧卧位。

　　探头位置：探头以短轴面放置于 L_3 水平腰大肌肌腹中央（图9.4A）。

　　结构标志：注意辨别脊椎节段。

　　进针位置：以切面内路径，由内侧至外侧面进针。

　　安全提示：勿从 L_1、L_2 水平注射，避开肾脏。把握进针深度并全程观察，避免刺穿肠管。

　　要点：

　　· 髋关节的被动活动可以帮助判断腰大肌位置。

　　· 操作前可先测量腰大肌厚度并选择合适针头，避免穿刺过深。

　　物品准备：

　　· 凸阵或线阵探头，频率 3~8MHz。

　　· 24⁺号，特氟龙涂层可用于注射的 EMG/E-stim 针，2.5″~3″。

　　· 备用 EMG 或神经刺激器引导。

胫后肌痉挛：足内翻或马蹄足

　　胫后肌起自骨间膜、胫骨近端、腓骨，止于足舟骨、楔骨、骰骨，邻于第四跖骨。胫后肌收

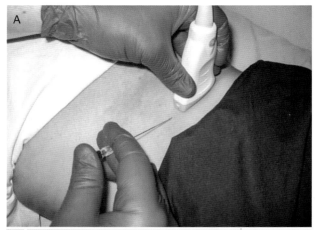

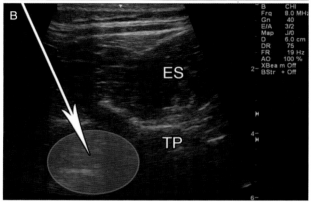

图 9.4　A. L₃ 椎体轴位进针示例。B. 切面内短轴途径示例，白色箭头指示针道，TP 为横突，ES 为竖脊肌

缩可跖屈，使足内翻，其痉挛可引起马蹄足畸形。胫后肌位于小腿后深部，使其成为进行电诊断及化学去神经法极具挑战的一块肌肉。以外科标识和触诊标识对其定位准确率约为 11%[5]。

胫后肌注射主要有两种方法。后内侧入路时，操作者从后小腿中点的内侧胫骨后方进针，即胫骨结节至内踝中点进针。通过使用超声、Won 等评价了 EMG 针穿刺入胫骨后肌的安全窗和穿刺深度[21]，采用后内侧路径进入胫后肌上 1/3 远端边缘，并与胫骨结节至双踝线中点比较。安全窗定义为胫骨到血管神经束的距离，穿刺深度即皮肤到胫后肌的距离。挤压腓肠肌内侧可减少到穿刺肌肉的距离。远端 1/3 注射点的安全窗 1.16cm，穿刺距离 2.52cm，与之相比中点安全窗距离更大，达到 1.47cm，中点的穿刺距离更小为 2.31cm。后内侧入路的进针点在胫骨和血管神经束内侧（恰好位于胫后肌后方），穿过腓肠肌内侧部和趾长屈肌后，到达胫后肌。加压使趾长屈肌增宽，推开其旁的神经血管束可增加安全窗并减少穿刺距离。Oddy 等人进行的一项尸体解剖研究发现，胫后肌

的运动点大致位于从腓骨小头和近端内侧胫骨至两踝间线这条参考线上距离的 22% 处[22]。因此，由于更临近运动点，胫后肌上 1/3 远端注射点的化学去神经法理论上效果会更好。

胫腓骨之间的前入路横向穿过胫前肌和骨间膜达胫后肌上 1/3 部，胫骨神经血管束位于目标肌肉外侧。后内侧入路其安全窗在挤压作用下较前入路更大，穿刺深度更短。通过 MRI 和超声对胫后肌前入路、后入路的研究发现，胫骨近端 1/3 前入路的安全窗最大[23,24]。

扫查技术及解剖标记

后内侧入路：患者取俯卧位，踝关节悬于检查床外。探头以横断位从小腿中点，即胫骨结节至内踝中点开始扫查，可见胫后肌位于腓肠肌和趾长屈肌深面。辨别位于外侧及胫后肌浅层的胫神经。

前入路：患者取仰卧位。探头以短轴位放至小腿近端 1/3 前侧的胫腓骨之间，可见胫骨后肌位于骨间膜深面，更加表浅的是胫骨前肌。分辨胫前动静脉和腓骨内侧骨间膜外侧缘的腓深神经（图 9.5）。

注射技术：切面内后内侧短轴路径

患者体位：患者俯卧位，小腿置于中立位，踝关节伸至检查床外。

探头位置：探头横断位置于腓肠肌近端，大致在胫骨结节到内踝中点。配合挤压扩大安全窗（加压使趾长屈肌增宽，而使血管神经束侧移；图 9.6A）。

结构标志：注意分辨包括胫后动静脉、胫神经的神经血管束，其位于胫后肌浅层和外侧。胫骨位于内侧，腓骨位于胫后肌深部。

进针位置：探头横向扫查内侧腓肠肌和趾长屈肌，以切面内路径由内向外进针。

安全提示：多普勒超声可以分辨胫后动静脉。以探头挤压可使血管神经束移位以增大安全窗。

要点：

· 被动足内翻可帮助分辨胫后肌。

注射技术：前入路切面内短轴路径

患者体位：患者仰卧位，患侧下肢稍内旋。

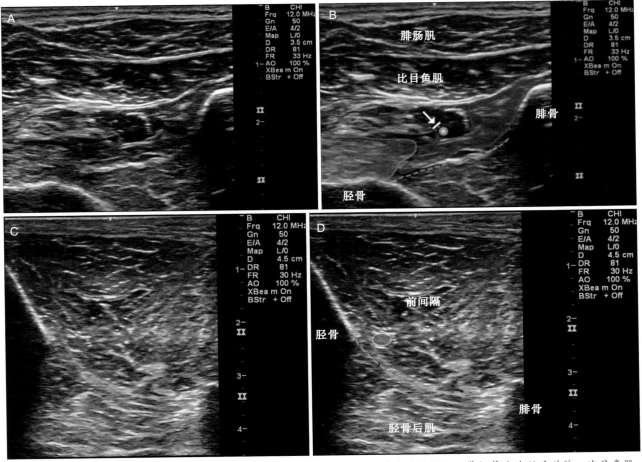

图 9.5　A. 胫骨后肌后横断位（轴向）观。B. 紫色为胫骨后肌，橙色区域为趾长屈肌，带标箭头为胫后动脉，比目鱼肌、腓肠肌、胫骨、腓骨均已标出。C. 胫骨后肌前横断位（轴向）观。D. 黄色区域为腓深神经，绿色虚线为骨间膜、前间隔、胫骨后肌、胫骨、腓骨均已标出

　　探头位置：探头以短轴面置于腿前胫骨外侧面，大致胫骨结节至髁部近 1/3 及中 1/3 处（图 9.7A）。

　　结构标志：注意分辨胫腓骨间膜，胫后肌在骨间膜深面，胫前神经血管束在胫后肌外侧面浅层。

　　进针位置：胫骨外侧面以切面内路径进针，穿过胫前肌和骨间膜。

　　安全提示：注意避开腓骨内侧、骨间膜外侧缘的神经血管束，其内包括胫前动静脉、腓深神经。多普勒超声可用以分辨胫前动静脉。

　　要点：

　　· 给定穿刺深度，穿刺针横穿胫前肌深部及骨间膜至胫后肌时，针尖可能不显示。

　　· 超声下见骨间膜偏转可能说明针头已穿透此区。

　　· 穿过骨间膜后，可以 EMG 针以听觉反馈来判断针头在胫后肌的位置。

　　· 若想以最少的穿刺次数为患者完成胫后肌注射则可选用前入路。

　　物品准备：

　　· 线阵探头，频率 8MHz 以上。

　　· 备肉毒毒素。

　　· 24⁺G，特氟龙涂层可用于注射的 EMG/E-stim 针，2.5″~3″。

　　· 备用 EMG 或神经刺激器引导。

颈肌张力障碍：颈部姿态异常

　　特发性颈肌张力障碍（cervical dystonia，CD）是一种常见于成年人以异常颈部姿态，颈痛和肌肥厚为特征的局部张力障碍。肉毒毒素注射是治疗颈肌张力异常的一线疗法，并且疗效显著，据报道85%的患者症状得到了缓解[25]。选择恰当的肌

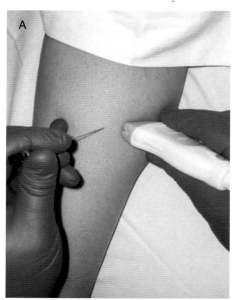

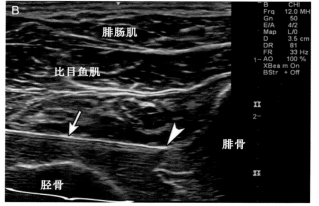

图 9.6　A. 背侧腓肠肌轴位进针途径。B. 切面内短轴路径，白色带柄箭头为注射针，白色无柄箭头为针尖，大括号为反射区，腓肠肌、比目鱼肌、胫骨、腓骨均已标记

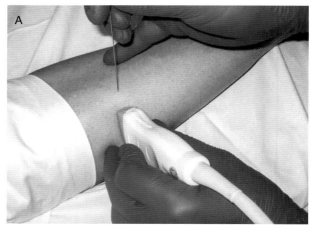

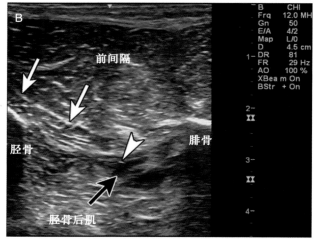

图 9.7　A. 小腿前间隔的轴向进针示例。B. 白色有柄箭头为注射针，白色无柄针头为针尖，黑色箭头为无回声胫骨后肌，前间隔、胫骨后肌、胫骨及腓骨已标记

肉和合适的药物剂量会有较好的疗效。一般在触诊或 EMG 引导下进行注射，然而，这种操作并不是绝对安全的，特别是对深部肌肉的注射。肉毒毒素 A（Botox, Disport, Xeomin）和肉毒毒素 B（Neurobloc, Myobloc）均被认为是颈肌张力障碍安全有效的治疗办法。

最常见的 CD 类型是斜颈（偏头）和倾斜型斜颈（头颈倾斜），其他类型包括颈后倾（头颈拉伸）、后仰型斜颈（头颈俯曲）及一些混合型。一些学者尝试以病变涉及的肌肉及 Tsui 评分或西多伦多痉挛性斜颈评定量表（toronto western spasmodic torticollis rating scale，TWSTRS）对其进行分型[26]。例如 Hefter 的团队从根据显性或隐性的肩抬高、震颤、胸锁乳突肌肥厚及同侧或对侧的倾向性运动等联合确立的 12 项注射方案中选择一项[27]。

其注射部位选择包括：胸锁乳突肌（SCM），肩胛提肌和（或）斜角肌，头颊肌和（或）斜方肌和（或）半棘肌。而 Lee 等人选择了 14 例特发性 CD 的患者，以超声或 PET、CT 确定其肉毒毒素的注射点，然后以 EMG 引导注射。除了其中 8 例患者的肌肉伸展超过 EMG 的穿刺范围，其他 6 例均由一位肌肉骨骼影像医生完成超声引导。在另一项以 CT 进行引导的试验中，对 8 例患者身上的特定肌肉进行了 13 次肉毒毒素注射的操作。最常用的注射部位为头下斜肌，其次为颈长肌。其他还包括头上斜肌、前斜角肌、后斜角肌和肩胛提肌。无论是超声引导还是 CT 引导，所有的注射最后均成功减轻了患者的疼痛并改善了其颈部运动[28]（表 9.5～9.7）。

扫查技术及解剖标记

注射一般选择胸锁乳突肌、前或后斜角肌、

表 9.5　颈肌张力障碍分级表

Tsui 评分[26]	多伦多西方人痉挛性斜颈评分量表[29]
A. 痉挛程度 　旋转 　侧倾 　颈前倾或颈后倾 　合计分数=A	I. 斜颈严重程度评分 　A. 最远步行距离 　　①旋转（旋左或旋右） 　　②侧倾（左倾或右倾，不包括肩抬高） 　　③前倾或后倾（A 或 B）
B. 痉挛的持续时间 C. 肩抬高 D. 震颤程度： 　持续时间 　严重程度×持续时间=D 　总分=A×B+C+D	④侧移 　　⑤前后移 　B. 持续因素 　C. 感官效应 　D. 肩抬高或前移 　E. 活动度 　F. 时间 功能评分 　A. 工作 　B. 日常生活量表 　C. 驾驶 　D. 阅读 　E. 看电视 　F. 室外活动 疼痛评分 　A. 严重 　B. 可耐受 　C. 疼痛致失能

细节请参阅 Tsui 量表和 TWSTRS 量表文件

头夹肌、肩胛提肌，斜角肌及（或）斜方肌(注射方法等参见 TrP 治疗相关章节)。

要点：

· 主要的头颈部回旋肌是对侧的夹板肌群，而非胸锁乳突肌（sternocleidomastoid，SCM）。

· 胸锁乳突肌的实际作用是伸肌及对侧回

表 9.7　旋颈肌

旋颈肌	同侧回旋肌
上斜方肌	颈部头夹肌
肩胛提肌（旋转）[31]	肩胛提肌（倾斜）
夹板肌群，胸锁乳突肌	下斜肌

旋肌。

· 颈最长肌为一长细肌肉，因此其力矩较长。
· 肩胛提肌与胸锁乳突肌相垂直。
· 斜角肌向上附着于 C_2。
· * 注意斜角肌参与呼吸运动。

物品准备：
· 线阵探头，频率 10MHz 以上。
· 备肉毒杆菌毒素。
· 24⁺G，特氟龙涂层可用于注射的 EMG/E-stim 针，2.5″~3″。
· 备 EMG 或神经刺激器引导。

唾液腺注射：流涎及慢性误吸

成人唾液腺每天分泌 1~1.5L 唾液，儿童为 0.75~0.9L。分泌的唾液来自于颌下腺（65%）、腮腺（20%）、舌下腺（7%~8%）以及一些小腺体（7%~8%）[30]。用于嗅和尝的唾液主要来自于腮腺。颌下腺位于颌下二腹肌前后两个肌腹之间，腮腺位于外耳道到下颌角中点。

儿童口腔的神经运动支配在 18~24 个月时得到完善，因此流涎多发于 24 个月前的幼儿。4 周岁以后流涎应考虑病理情况。多涎的症状多考虑为 Oromotor 功能障碍，而非休克、帕金森病、肌萎缩侧硬化症（ALS）及脑瘫等神经症状引起的唾液分泌过多。前部的流涎仅表现为口周、颈部的

表 9.6　影像引导下的肉毒毒素注射[28]

斜颈分型	注射部位	肉毒毒素剂量（IU）	引导
旋右倾	右侧头下斜肌	40	超声
旋右倾，左侧倾，前倾	右侧头下斜肌	40, 50	超声
旋右倾，右侧倾 *	右侧头下斜肌	90	超声
旋右倾，右侧倾 *	右侧头下斜肌	30, 20	超声
旋右倾，左侧倾	右侧头下斜肌	55	超声
旋右倾，前倾	右侧头下斜肌	30	超声

* 指相对于躯干，头偏向右侧，颈偏向左侧

多涎，有时还会引起口周溃疡，患者多感到社交不便。后部流涎出现窒息，还可能发展为慢性的误吸、反复肺炎，需入院治疗。

肉毒杆菌毒素因其对突触前乙酰胆碱的抑制作用，可用于控制副交感神经支配的唾液腺来治疗流涎。注射肉毒毒素作用于唾液腺，效力一般持续6个月，而作用于肌肉的效力为3个月[32]。对于注射的最佳腺体和最优剂量，学者们并未达成一致共识。许多人倾向于只对颌下腺进行注射，因为颌下腺全天都负担着主要的唾液分泌，而不去干扰由食物刺激引发分泌的腮腺。有研究证明两边腺体同时注射效果较好。目前的文献推荐颌

下腺的首次肉毒毒素注射剂量应严格控制，特别是对那些禁食的患者[33]。对于那些有严重的口内容物流出和误吸，或单独颌下腺注射无效的患者，推荐选用腮腺和颌下腺联合注射[34]。

表9.8及表9.9为我们提供了超声引导下唾液腺注射规范性程序的概述，及一些相关研究的汇总。Dogu等进行了一项对比超声引导下注射和盲法注射的随机临床试验[39]，对帕金森病患者的每侧腮腺注射2个15U肉毒毒素A。研究证实，与盲法注射相比较，超声引导注射组的患者在注射后1周即表现出流涎症状的客观改善，持续注射4~12周后，这种优势更加明显。且超声引导注射组患

表9.8 超声引导下唾液腺注射操作规范

研究者	注射腺体	使用毒素	注射单位	剂量	参与者	注射次数
Breheret，等[35]	颌下腺及腮腺	Botox	颌下腺：每次20U 腮腺：每次30U	100U/2mL= 5U/0.1mL	70例神经肌肉疾病患者，包括侧索硬化、帕金森病及脑瘫	颌下腺1针 腮腺2针（每针15U）
Norgarden，2011[32]	颌下腺及腮腺	Botox	25U	每个腺体0.8mL	6例脑瘫患儿	每个腺体1针
Guidubaldi，2011[52]	颌下腺及腮腺	肉毒毒素A（Dysport）vs 肉毒毒素B（Neurobloc）	肉毒毒素A（Dysport）：腮腺100U，颌下腺25U 肉毒毒素B（Neurobloc）：腮腺1 000U，颌下腺250U	Dysport：25U/0.1mL Neurobloc：250U/0.1mL	14例肌萎缩侧索硬化症或帕金森病患者	腮腺2针 颌下腺1针
Moller，等，2011[36]	颌下腺及腮腺	肉毒毒素A（Botox）	腮腺25~40U，颌下腺15~30U	未说明	15例肌萎缩侧索硬化症或帕金森病患者	每个腺体至少1针，未详细说明
Wu，等，2011[37]	颌下腺及腮腺	肉毒毒素A（Botox）	15kg以下30U，15~25kg 40U，25kg以上50U，每侧颌下腺最大剂量为10U，总剂量不超过50U	10U/0.1mL	20例脑瘫患儿	每个腺体1针
Khan，等，2011[38]	颌下腺及腮腺	肉毒毒素A（Botox）	5U/kg	小剂量：每个腺体0.25~0.50mL	45例有神经损伤的患儿	每个腺体1针
Scheffer，2011[34]	颌下腺	Botox	15kg以下每个腺体15U 15~25kg每个腺体20U 25kg以上每个腺体25U	—	131例患有脑瘫或其他神经系统发育障碍的儿童	每个腺体3针
Erasmus，等，2011[40]	颌下腺	肉毒毒素A（Botox）	总剂量30~50U	未说明	15例脑瘫患者	每个腺体至少1针，未详细说明

(续表 9.8)

研究者	注射腺体	使用毒素	注射单位	剂量	参与者	注射次数
Sriskandan，等，2009 [41]	颌下腺	肉毒毒素 A（Botox）	20~25U	未说明	4 例脑瘫患者	每个腺体至少 1 针，未详细说明
Pena，2009[33]	禁食患者：仅颌下腺 未禁食患者：颌下腺及腮腺	肉毒毒素 A（Botox）	每个腺体 1U/kg 至每个腺体 9~40U 最大总剂量 100U	10U/0.1mL	36 例神经系统障碍儿童	每个腺体至少 1 针，未详细说明
Marina，等，2008[42]	颌下腺及腮腺	肉毒毒素 A（Botox）	每个腺体 25U	(1.25~10U) / 0.1mL	20 例患者，包括 14 例脑瘫，4 例帕金森病，1 例脑缺氧和 1 例脑血管意外	每个腺体 1 针
Reid，等，2008[43]	颌下腺及腮腺	Botox	每个腺体 25U	每个腺体 1mL	24 例治疗组患者和 24 例对照组患者	每个腺体 1 针
Wilken，等，2008[44]	颌下腺及腮腺	肉毒毒素 A（Botox）vs 肉毒毒素 B（Neurobloc）	腮腺：Botox 25~35MU 肉毒毒素：30~40U/kg 颌下腺：Botox 15MU 肉毒毒素：20U/kg	Botox：100U/2mL 肉毒毒素B：预包装 1~1.5 mL 液体	30 例脑瘫患儿	腮腺 2 针，颌下腺 1 针
Gerlinger，等，2007[45]	颌下腺和腮腺	肉毒毒素 A	每次治疗 30~50U	未说明	21 例儿童	每个腺体 2~3 针
Shetty，等，2006[46]	仅颌下腺：7 例患者 颌下腺和腮腺：1 例患者	Botox	颌下腺：每次 15U 腮腺：7.5U	5U/0.2mL	8 例诊断为头颈肿瘤或神经退行性变的患者	每个腺体至少 1 针，未详细说明
Hassin-Baerd，等，2005[47]	腮腺	肉毒毒素 A（Botox）	前 4 例患者：25kg 以下每个腺体 5U，25kg 以上每个腺体 10U 如治疗效果欠佳，1 个月后行后续治疗（同初次剂量）。前 4 例患者治疗后提示剂量不足，剂量增加至每个腺体 10U	100U/2mL	9 例儿童患者 其中 6 例脑瘫，1 例疱疹性脑炎，1 例异染性脑白质营养不良及 1 例 Rett 综合征	每个腺体 1 针
Dogu，2004[39]	腮腺	肉毒毒素 A（Botox）	每个腺体共 30U	未说明	15 例帕金森病患者	每个腺体 2 针，每针 15U
Jongerius，等，2004[49]	颌下腺	肉毒毒素 A（Botox）	15kg 以下每个腺体 15U 15~25kg 每个腺体 20U 25kg 以上每个腺体 25U	未说明	45 例脑瘫患儿	每个腺体至少 3 针

表 9.9　超声引导下唾液腺注射研究汇总

研究者	试验设计	结果评价	结论	不良反应
儿童研究				
Wu，2011[37]	随机化，DB，PC，20 例患者 随机法试验，每组 10 个样本，试验组使用 Botox，对照组使用生理盐水，进行超声引导下唾液腺注射	基线，1 个月和 3 个月评估：主观垂涎评分，流涎速率及口述健康度（涎液成分和细菌学测定）	流涎速度：1 个月及 3 个月时试验组较对照组显著减少 流涎主观感觉：1 个月及 3 个月时试验组较对照组无明显区别 口腔健康度：涎液成分和菌落计数无显著差异	无
Khan，2011[38]	针对接受肉毒毒素注射治疗的神经损伤儿童的回溯性医学研究（n=45）	药效持续时间，涎液黏稠度，看护者对重复治疗的诉求，看护者对治疗的评价以及对儿童治疗后生活质量的可视化评价	药效平均持续时间为 4.6 个月（极差为 24 个月） 涎液黏稠度： 注射后涎液更浓（47%） 注射后涎液更浓且有泡沫（7%） 看护者评价及生活质量：80% 改善，13% 无变化，7% 恶化	1，吸入性肺炎；4，吞咽困难；3，语言功能损害；2，疼痛 24 例并发症报道：17 例未成年患者，7 例成年患者，女性发生迟发型并发症的概率是男性的 6.3 倍
Norgarden，2011[32]	通过双盲设计实施，A1 组同时对颌下腺及腮腺进行治疗，B1 组仅疗颌下腺	客观评价：3min 浸湿棉卷 主观评价：视觉模拟评分法（visual anatogue scale，VAS）	3 例患者可观察到流涎减少，4 例患者反映症状改善 5 例患者完成了 A1 组治疗，1 例患者完成了 B1 组治疗	4 例患者出现了牙菌斑，1 例患者出现吞咽困难，1 例患者出现构音困难 2 个月。因不良反应，研究在完成前终止
Scheffer，2010[34]	131 例患者的前瞻性队列研究，患者为脑瘫或其他神经功能障碍	直接观察流涎系数（drooling quotient，DQ）及主观 VAS 评分	46.6 % 的患者反映对治疗结果满意 DQ：基线为 29，2 个月时减少至 15，8 个月时为 19 平均 VAS 评分：基线为 80，2 个月时降至 53，8 个月时为 66	41% 涎液浓稠，3% 偶尔有吞咽苦难，1.7% 口腔干燥
Erasmus，2010[40]	15 例脑瘫患者前瞻性临床试验	DQ 与流涎速度的基础值及在 2、4、8、16、24 周的数值	流涎速度：治疗后 16 周内存在显著差异，但第 4 周无统计学差异 流涎系数：在 2、4、8、24 周的数值有统计学差异	7 例患者出现吞咽和咀嚼困难 9 例患者出现涎液浓稠
Sriskandan，2009[43]	4 例脑瘫伴流涎患者前瞻性临床试验	对流涎的发生率及严重程度的基础值和 3 个月时的数值进行问卷调研	流涎程度都得到显著改善	1 例患者出现了眼球周防御修复障碍

研究者	试验设计	结果评价	结论	不良反应
Pena, 2009[33]	36 例 220 超声引导下行唾液腺注射患者的 3 年回顾性研究	平均治疗前追踪周期为 48 个月，平均治疗后追踪周期为 21 个月 治疗前流涎：需要使用有创式呼吸机且（或）需要吸痰 治疗后流涎：呕吐，咳嗽或频繁吸痰	流涎后治疗组：88%得到改善 流涎前治疗组：66%得到改善 共计：住院患者的呼吸系统疾病下降了 56.4%	出现了 1 例自限性的口腔出血
Reid, 2008[43]	24 例脑瘫患者的平行组随机对照试验	主观评价：流涎影响指数的基础值、治疗后每个月至 6 个月的值	药效在 1 个月时达到峰值－试验组和对照组的平均评分相比较表现出最显著差异。这种差异可持续到 6 个月	1 例患者在治疗后数天出现了吞咽困难，窒息及语言功能退化，1 例患者出现了胸腔感染，1 例患者出现了第一肋粘连
Wilken, 2008[44]	30 例神经功能障碍患者针对 BoNT-A 与 BoNT-B 相比较的随机临床试验	主观评价：医师流涎量表（teacher drooling scale，TDS）的基础值及注射后 4 周的值	首次注射后 83%的患者治疗成功 只有 50%患者继续治疗 BoNT-A 与 BoNT-B 比较无显著差异	5 例儿童患者出现了黏稠涎 1 例患者出现单侧腮腺炎
Gerlinger, 2007[45]	21 例患者的前瞻性研究：17 例脑瘫患者，4 例脑膜脑炎	5min 唾液量（U/mL），淀粉酶浓聚物(U/mL)和 IgA，蛋白含量(mg/mL)，电解质含量	20 例患者反映治疗效果良好，在治疗后的 3~4 个月涎液量减少，淀粉酶及蛋白含量降低。 1 例患者的流涎严重程度未发生变化	无
Hassin-Baer, 2005[47]	9 例患者的前瞻性临床试验，其诊断包括脑瘫，疱疹性脑炎，双侧鳃盖骨综合征，异染性脑白质营养不良征及 Rett 综合征	客观评价：2min roll 饱和试验 主观评价：流涎的严重程度和频率量表	7 例患者客观评价改善，3 例患者的主观评价改善	无
Jongerius, 2004[49]	45 例脑瘫患者以 BoNT 和东莨菪碱注射进行比较的对照、公开、临床试验	客观评价：流涎系数 主观评价：VAS 的基础值及东莨菪碱冲洗与 BoNT 注射后 2、4、8、16、24 周的数值比较	BoNT 和东莨菪碱注射均表现出对流涎症状的改善，但使用东莨菪碱治疗被证实会诱发出更频发、更严重的副作用	东莨菪碱：82.2%的病例发生副作用，其中最常见的为：口干(66.7%)，多动（35.6%），嗜睡（35.6%），瞳孔扩张引起的视物模糊及意识模糊（20%） BoNT：2 例患者发生了流行性感冒样症状，3 例患者发生了吞咽困难

(续表 9.9)

研究者	试验设计	结果评价	结论	不良反应
儿童和成人的研究				
Breheret, 2011[35]	对 70 例脑萎缩侧索硬化症、帕金森病、脑瘫的患者超声引导下肉毒毒素 111 次注射治疗，进行回顾性研究，对比多剂量方案	在注射治疗后 6~8 周对患者进行电话随访：完成生活质量主观评价的问卷	最有效治疗方案：每侧颌下腺 20U，每侧腮腺 30U 肉毒毒素	无主要并发症 次要并发症包括腺体肿大，涎液黏稠及注射时疼痛
Marina, 2008[42]	对 20 例患者（平均年龄 15 岁）进行前瞻性临床试验，其诊断包括脑瘫、帕金森病、低氧脑病和脑血管意外（CVA）	流涎速率评分，流涎频率评分，流涎严重度评分，24h 更换毛巾数，视觉模拟评分的基础值及在注射治疗后 2、8、12 周的评分	所有患者或看护人都反映流涎症状得到显著地改善：8 例患者显著改善，10 例患者中度改善，2 例患者轻微改善	无
成人研究				
Guidubaldi, 2011[52]	连续在 14 例患肌萎缩侧索硬化或帕金森病的患者间进行比较 BoNT-A 和 BoNT-B 疗效的前瞻性，随机、交叉性、双盲试验	客观评价：棉卷计数 主观评价：流涎严重度评分，流涎频率评分，流涎速率评分，视觉模拟评分（VAS），临床全球通用评分的基础值，治疗后 1、4 周的数值，之后每 4 周测试一次以上数值至流涎恢复至基线水平	对于 BoNT-A 和 BoNT-B 的疗效从主观和客观上进行评价并无区别，但在初次注射时 BoNT-B 明显较 BoNT-A 在疗效上有所不足	
Moller, 2011[36]	15 例患者的前瞻性临床试验，其中 12 例为肌萎缩侧索硬化症患者，3 例为帕金森病患者	主观评价：流涎评分 客观评价：测量的基础值及其后每 2 周一次，至 8 周测得的数值	观察期间药效达峰值时有 40% 的垂涎和 30% 的流涎得到了控制，均在治疗后 2 周表现出显著的改善。在 4 周时，主观感受流涎速率回到基线值，并在 8 周时再次下降	无
Shetty, 2006[46]	8 例患神经疾病，特发性流涎及肿瘤患者的前瞻性临床试验	主观评价：流涎严重度评分，VAS 评分的基础值，6 周、6 个月的数值	平均在治疗后 5d，流涎的减少最为显著。7 例患者表示 6 周内的涎液分泌较少而 5 例患者表示 6 个月内的涎液分泌较少。1 例帕金森病患者的症状没有得到显著改善	1 例患者出现了治疗后注射区域痛
Dogu, 2004[39]	15 例帕金森病患者通过超声引导或盲法注射的有效性比较的随机临床试验	客观评价：流涎测量的基础值，治疗后 1、4、12 周的数值 主观评价：治疗后 1 周每日测 VAS	试验组与对照组相比客观评价标准结果更好，两组的主观评价在治疗后都有显著改善	2 例试验组患者出现了轻微的口干，持续 1 个月

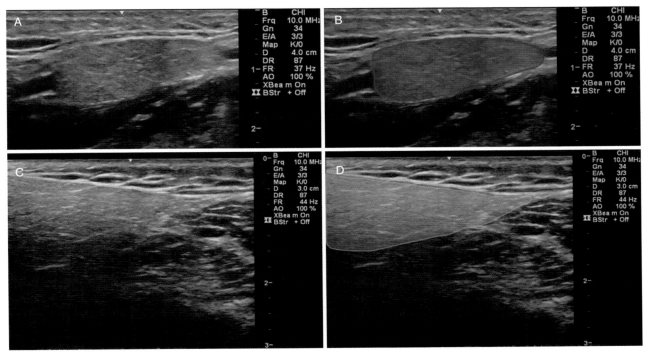

图 9.8　A. 颌下腺横轴位观。B. 紫色区域为颌下腺。C. 腮腺横轴位观。D. 橙色区域为腮腺

者唾液减少的主观感受也较盲法注射组更强。

　　神经毒素注射时使用超声引导可以有效避免对神经及血管的损伤。Eid 发现在一些解剖学变异的情况下，颌下腺的供给动脉很接近盲法注射中所认为的安全区[48]。而腮腺注射面临损伤面神经的潜在风险。面神经从茎乳孔出颅，过腮腺并在此处分支。为了防止损伤面神经或造成神经毒素注射并发症之一的颜面下垂，建议使用 E-stimulation 在面神经分支处分辨神经，定位注射点[50]。

扫查技术及解剖标记

　　颌下腺：患者取仰卧位，头微伸微旋，使腺体暴露于最佳位置。探头置于下颌角内侧，相比周围组织回声低的区域为颌下腺。分别以纵切面和横断面进行扫查以确保位置正确。

　　腮腺：患者取仰卧位并微旋。探头置于耳前及下颌角之间。低回声区为腮腺。由于富含脂肪，其较颌下腺略有衰减（图 9.8）。

注射技术：切面内短轴路径（颌下腺）

　　患者体位：患者仰卧位，头微伸微旋。
　　探头位置：探头置于下颌角中央和颌下腺上方（图 9.9A）。

　　标记：颌下腺位于下颌角下方二腹肌前后腹之间[51]。
　　进针位置：以切面内进针，采用短轴路径，穿刺入腺体中央。

注射技术：切面外短轴路径（腮腺）

　　患者体位：患者仰卧位，头微伸微旋。
　　探头位置：探头位于耳前中央，腮腺上（图 9.10A）。
　　结构标志：腮腺位于外耳道至下颌角中央[51]。
　　进针位置：切面外路径进针至腺体中央。
　　安全提示：微量注射以降低药物扩散入周围咽及颈肌、周围软组织引起吞咽困难或构音困难的风险。文献报道可能发生的不良反应包括：吞咽困难、构音困难、唾液黏稠度增加影响吞咽功能、牙菌斑增多（唾液有天然清洁功能）、注射时腺体肿胀疼痛、口干、感染、出血[8,50,51]。
　　要点：
　　·在对成人或老年人进行注射时可予局部利多卡因软膏以减轻疼痛。
　　·对幼儿实施操作时，可施以清醒镇静。
　　·伸颈可帮助定位颌下腺。
　　·告知患者或护理人员，注射后 1 周内进流食

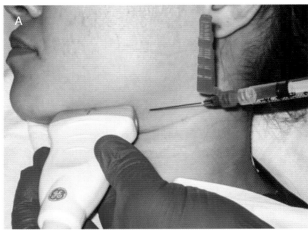

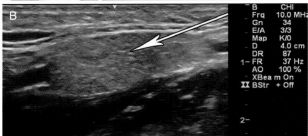

图 9.9　A. 探头短轴位于颌下腺。B. 白色带柄箭头为进针至腺体中心的进针轨迹

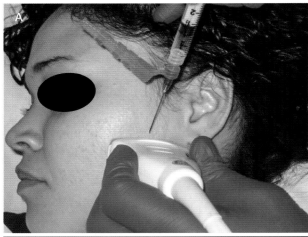

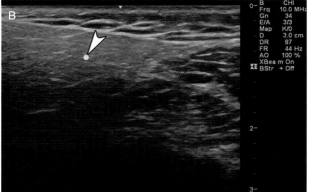

图 9.10　A. 腮腺进针。B. 白色无柄箭头为位于腮腺中心的针尖

或半流食。

物品准备：

· 高频线阵探头，频率 7.5~15MHz。

· 25G，1.5″注射针。

· 注射部位可局部涂抹利多卡因软膏。

参考文献

[1] Curtiss HM, Finnoff JT, Peck E, et al. Accuracy of ultrasound-guided and palpation-guided knee injections by an experienced and less-experienced injector using a superolateral approach: a cadaveric study. PM R, 2011, 3 (6): 507–515.

[2] Sabeti-Aschraf M, Lemmerhofer B, Lang S, et al. Ultrasound guidance improves the accuracy of the acromioclavicular joint infi ltration: a prospective randomized study. Knee Surg Sports Traumatol Arthrosc, 2011, 19(2):292–295.

[3] Wisniewski SJ, Smith J, Patterson DG, et al. Ultrasound-guided versus nonguided tibiotalar joint and sinus tarsi injections: a cadaveric study. PM R, 2010, 2(4):277–281.

[4] Haig AJ, Goodmurphy CW, Harris AR, et al. The accuracy of needle placement in lower-limb muscles: a blinded study. Arch Phys Med Rehabil, 2003, 84(6):877–882.

[5] Chin TY, Nattrass GR, Selber P, et al. Accuracy of intramuscular injection of botulinum toxin A in juvenile cerebral palsy: a comparison between manual needle placement and placement guided by electrical stimulation. J Pediatr Orthop, 2005, 25(3):286–291.

[6] Lim ECH, Seet RCS. Botulinum toxin: description of injection techniques and examination of controversies surrounding toxin diffusion. Acta Neurol Scand, 2008, 117(2):73–84.

[7] Gooch JL, Patton CP. Combining botulinum toxin and phenol to manage spasticity in children. Arch Phys Med Rehabil, 2004, 85(7): 1121–1124.

[8] Stengel G, Bee EK. Antibody-induced secondary treatment failure in a patient treated with botulinum toxin type A for glabellar frown lines. Clin Interv Aging, 2011, 6:281–284.

[9] LLC. Xeomin (package insert). Greensboro: Merz Pharmaceuticals, 2011.

[10] Lim EC, Seet RC. Use of botulinum toxin in the neurology clinic. Nat Rev Neurol, 2010, 6(11):624–636.

[11] Henzel MK, Munin MC, Niyonkuru C, et al. Comparison of surface and ultrasound localization to identify forearm fl exor muscles for botulinum toxin injections. PMR, 2010, 2(7):642–646.

[12] Mayer NH, Esquenazi A. Managing upper motor neuron muscle overactivity//Zasler ND, Katz DI, Zafonte RD. Brain

injury medicine. 2nd ed. New York: Demos Medical Publishing, 2013: 821–849.

[13] Bickerton LE, Agur AM, Ashby P. Flexor digitorum superficialis: locations of individual muscle bellies for botulinum toxin injections. Muscle Nerve, 1997, 20(8):1041–1043.

[14] Munin MC, Navalgund BK, Levitt DA, et al. Novel approach to the application of botulinum toxin to the flexor digitorum superficialis muscle in acquired brain injury. Brain Inj, 2004, 18(4):403–407.

[15] Willenborg MJ, Shilt JS, Smith BP, et al. Technique for iliopsoas ultrasound-guided active electromyography-directed botulinum a toxin injection in cerebral palsy. J Pediatr Orthop, 2002, 22(2):165–168.

[16] Westhoff B, Seller K, Wild A, et al. Ultrasoundguided botulinum toxin injection technique for the iliopsoas muscle. Dev Med Child Neurol, 2003, 45(12):829–832.

[17] Van Campenhout A, Hubens G, Fagard K, et al. Localization of motor nerve branches of the human psoas muscle. Muscle Nerve, 2010, 42(2):202–207.

[18] Van Campenhout A, Molenaers G. Localization of the motor endplate zone in human skeletal muscles of the lower limb: anatomical guidelines for injection with botulinum toxin. Dev Med Child Neurol, 2011, 53(2):108–119.

[19] Ward AB. Botulinum toxin type A treatment of hip and thigh spasticity: a technique for injection of psoas major muscle. Eur J Neurol, 1999, 6 suppl 4:S91–93.

[20] Takai Y, Katsumata Y, Kawakami Y, et al. Ultrasound method for estimating the cross sectional area of the psoas major muscle. Med Sci Sports Exerc, 2011, 43 (10):2000–2004.

[21] Won SJ, Kim JY, Yoon JS, et al. Ultrasonographic evaluation of needle electromyography insertion into the tibialis posterior using a posterior approach. Arch Phys Med Rehabil, 2011, 92(11): 1921–1923.

[22] Oddy MJ, Brown C, Mistry R, et al. Botulinum toxin injection site localization for the tibialis posterior muscle. J Pediatr Orthop B, 2006, 15(6):414–417.

[23] Yang SN, Lee SH, Kwon HK. Needle electrode insertion into the tibialis posterior: a comparison of the anterior and posterior approaches. Arch Phys Med Rehabil, 2008, 89(9): 1816–1818.

[24] Rha DW, Im SH, Lee SC, et al. Needle insertion into the tibialis posterior: ultrasonographic evaluation of an anterior approach. Arch Phys Med Rehabil, 2010, 91(2):283–287.

[25] Simpson DM, Blitzer A, Brashear A, et al. Assessment: botulinum neurotoxin for the treatment of movement disorders (an evidencebased review). Neurology, 2008, 70(19): 1699–1706.

[26] Tsui JC, Jon Stoessl A, Eisen A, et al. Double-blind study of botulinum toxin in spasmodic torticollis. The Lancet, 1986, 328(8501):245–247.

[27] Hefter HKA, Müngersdorf M, Paus S, et al. Dysport Cervical Dystonia Study Group. A botulinum toxin A treatment algorithm for de novo management of torticollis and laterocollis. BMJ Open, 2011, 1(2):e000196.

[28] Lee IH, Yoon YC, Sung DH, et al. Initial experience with imaging-guided intramuscular botulinum toxin injection in patients with idiopathic cervical dystonia. AJR Am J Roentgenol, 2009, 192(4):996–1001.

[29] Consky ES, Lang AE. Clinical assessments of patients with cervical dystonia//Jankovic J, Hallett M. Therapy with botulinum toxin. New York: Marcel Dekker, 1994：211–237.

[30] Kim H, Lee Y, Weiner D, et al. Botulinum toxin type a injections to salivary glands: combination with single event multilevel chemoneurolysis in 2 children with severe spastic quadriplegic cerebral palsy. Arch Phys Med Rehabil, 2006, 87(1):141–144.

[31] Walker FO. Botulinum toxin therapy for cervical dystonia. Phys Med Rehabil Clin N Am, 2003, 14(4):749–766.

[32] Nordgarden H, Osterhus I, Moystad A, et al. Drooling: are botulinum toxin injections into the major salivary glands a good treatment option. J Child Neurol, 2011, 27:458–464.

[33] Pena AH, Cahill AM, Gonzalez L, et al. Botulinum toxin A injection of salivary glands in children with drooling and chronic aspiration. J Vasc Interv Radiol, 2009, 20(3): 368–373.

[34] Scheffer AR, Erasmus C, van Hulst K, et al. Effi cacy and duration of botulinum toxin treatment for drooling in 131 children. Arch Otolaryngol Head eck Surg, 2010, 136(9): 873–877.

[35] Breheret R, Bizon A, Jeufroy C, et al. Ultrasound-guided botulinum toxin injections for treatment of drooling. Eur Ann Otorhinolaryngol Head Neck Dis, 2011, 128 (5):224–229.

[36] Moller E, Karlsborg M, Bardow A, et al. Treatment of severe drooling with botulinum toxin in amyotrophic lateral sclerosis and Parkinson's disease: effi cacy and possible mechanisms. Acta Odontol Scand, 2011, 69(3):151–157.

[37] Wu KP, Ke JY, Chen CY, et al. Botulinum toxin type A on oral health in treating sialorrhea in children with cerebral palsy: a randomized, double-blind, placebo-controlled study. J Child Neurol, 2011, 26(7):838–843.

[38] Khan WU, Campisi P, Nadarajah S, et al. Botulinum toxin A for treatment of sialorrhea in children: an effective, minimally invasive approach. Arch Otolaryngol Head Neck

Surg, 2011, 137(4): 339–344.

[39] Dogu O, Apaydin D, Sevim S, et al. Ultrasoundguided versus 'blind' intraparotid injections of botulinum toxin-A for the treatment of sialorrhoea in patients with Parkinson's disease. Clin Neurol Neurosurg, 2004, 106(2):93–96.

[40] Erasmus CE, Van Hulst K, Van Den Hoogen FJ, et al. Thickened saliva after effective management of drooling with botulinum toxin A. Dev Med Child Neurol, 2010, 52(6): e114–118.

[41] Sriskandan N, Moody A, Howlett DC. Ultrasound-guided submandibular gland injection of botulinum toxin for hypersalivation in cerebral palsy. Br J Oral Maxillofac Surg, 2010, 48(1):58–60.

[42] Marina MB, Sani A, Hamzaini AH, et al. Ultrasoundguided botulinum toxin A injection: an alternative treatment for dribbling. J Laryngol Otol, 2008, 122(6):609–614.

[43] Reid SM, Johnstone BR, Westbury C, et al. Randomized trial of botulinum toxin injections into the salivary glands to reduce drooling in children with neurological disorders. Dev Med Child Neurol, 2008, 50(2):123–128.

[44] Wilken B, Aslami B, Backes H. Successful treatment of drooling in children with neurological disorders with botulinum toxin A or B. Neuropediatrics, 2008, 39(4):200–204.

[45] Gerlinger I, Szalai G, Hollody K, et al. Ultrasound-guided, intraglandular injection of botulinum toxin A in children suffering from excessive salivation. J Laryngol Otol, 2007, 121(10):947–951.

[46] Shetty S, Dawes P, Ruske D, et al. Botulinum toxin type-A (Botox-A) injections for treatment of sialorrhoea in adults: a New Zealand study. N Z Med J, 2006, 119(1240): U2129.

[47] Hassin-Baer S, Scheuer E, Buchman AS, et al. Botulinum toxin injections for children with excessive drooling. J Child Neurol, 2005, 20(2):120–123.

[48] Eid N, Ito Y, Otsuki Y. Submandibular gland botulinum toxin injections for drooling: the safe and risky zones. Surg Radiol Anat, 2011, 33(5):465–466.

[49] Jongerius PH, van den Hoogen FJ, van Limbeek J, et al. Effect of botulinum toxin in the treatment of drooling: a controlled clinical trial. Pediatrics, 2004, 114(3): 620–627.

[50] Lee JH, Lee BN, Kwon SO, et al. Anatomical localization of submandibular gland for botulinum toxin injection. Surg Radiol Anat, 2010, 32(10):945–949.

[51] Esquenazi A. Botulinum toxin in the treatment of lower limb spasticity//Brashear A, Elovic E. Spasticity diagnosis and management. New York: Demos Medical Publishing, 2011：119–129.

[52] Guidubaldi A, Fasano A, Ialongo T, et al. Botulinum toxin A versus B in sialorrhea: a prospective, randomized, double-blind, crossover pilot study in patients with amyotrophic lateral sclerosis or Parkinson's disease. Mov Disord, 2011, 26(2):313–319.

S. Khan, DO

Brain Injury Unit, Department of Rehabilitation Medicine,

Hofstra Medical School, North Shore Long Island Jewish Glen Cove Hospital, Glen Cove, NY, USA

e-mail: sarahkhan 1981@gmail.com, dr.s.khan22@gmail.com

E. Lin, MD

Kessler Institute for Rehabilitation, West Orange, NJ, USA

e-mail: lin.emerald@gmail.com

J.S. Kirschner, MD, FAAPMR, RMSK

Interventional Spine and Sports Medicine Division,

Department of Rehabilitation Medicine,

Icahn School of Medicine at Mount Sinai, New York, NY, USA

e-mail: jonathan.kirschner@mountsinai.org

脊 柱

David A. Spinner

10

超声对骨骼的显影具有很强的局限性，因此大部分脊柱注射在 X 线透视引导下进行。即便如此，超声与 X 线透视相比，仍具有一些不可替代的优势，如神经可在超声下显影而不在 X 线下显影；超声可用于分辨颈部的浅层结构，避开重要的神经血管；还可用于明确注射针的位置，与 X 线配合应用，通过对比明确局部结构。合理使用超声引导，还可加快操作的速度，提高安全性和准确度，减少患者受辐照量。值得注意的是，这些注射技术需要经过大量的练习和监管。

颈段脊神经

由椎间盘突出或椎管狭窄引起的颈神经根炎，是颈部及上肢疼痛、麻木、无力症状的常见病因[1]。传统治疗颈神经根炎的注射方法是在 X 线引导下进行。而 Jee 的团队进行的一系列随机法、盲法及对照研究证实在超声引导下进行的椎间孔注射与以 X 线透视引导相比，并无显著差异[2]（表 10.1）。超声的可视化效果能显示重要血管，避免穿刺时不慎损伤[3]。Huntoon 研究发现，有 20% 的人颈椎椎间孔解剖结构在标准 X 线透视下进针方向前 2mm 即有颈深动脉或颈升动脉。而这两条动脉在 33% 的人中都进入了后部椎间孔[4]。Hoeft 等发现颈深动脉或颈升动脉的根动脉分支横贯了椎间孔并从中穿行[5]。而 Narouze 等人在对 10 例进行超声引导下颈神经根注射的患者进行研究时发现，其中 2 例椎间孔后部有动脉走行，1 例的供应动脉来自后方并从正中穿过椎间孔[6]。已报道的经椎间孔颈部注射的严重并发症包括休克、瘫痪和死亡[7-9]。利用多普勒超声，可分辨位于椎间孔附近或进针轨迹上的重要血管，避免操作不慎引起的血管损伤，及其可能引起的上述并发症[2]。

扫查技术及解剖标记

患者取侧卧位，患侧向上；或取仰卧位，头偏向健侧。横置探头，其短轴平 C7 椎间隙，在此水平，可见凸起的后结节和退化的前结节[10]。由颅底至 C6 扫查时，可明显看到颈椎前后结节呈"双驼峰"样。双峰间低回声区即神经根[11]。另外一种判定颈椎节段的方法是追踪颈动脉，此动脉 90% 的情况下经 C7 椎体前进 C6 椎间孔，其余 10% 于更靠近颅底的位置进入椎间孔[12]。注意保持探头垂直于颈节段，在跨越至其他节段时应避免探头成角向下移至错误节段。使用多普勒超声可分辨出位于前结节前及其表浅的颈动脉；然后，寻找位于前位的椎动脉；最后，可尝试分辨椎间孔内或预期针道上的小滋养血管（图 10.1）。

注射技术：短轴切面内路径

患者体位：患者取侧卧位，患侧向上，在患者两腿之间和臂下各垫一枕头，使其感到自然舒适。患者亦可取仰卧位，头部旋转并向健侧侧弯。

探头位置：探头以横断位（短轴）置于 C7 椎体上，可见退化的前结节和凸起的后结节（图 10.2A）。

结构标志： C7 椎体的横突和结节与其他椎体

表 10.1 超声引导与 X 线透视引导下
颈神经根痛注射的比较

疼痛评分的比较			
	基础值	治疗后 2 周	治疗后 12 周
超声引导	6.15 ± 0.79	3.20 ± 0.51	2.62 ± 0.45
X 线透视引导	6.06 ± 0.82	3.17 ± 0.52	2.61 ± 0.42

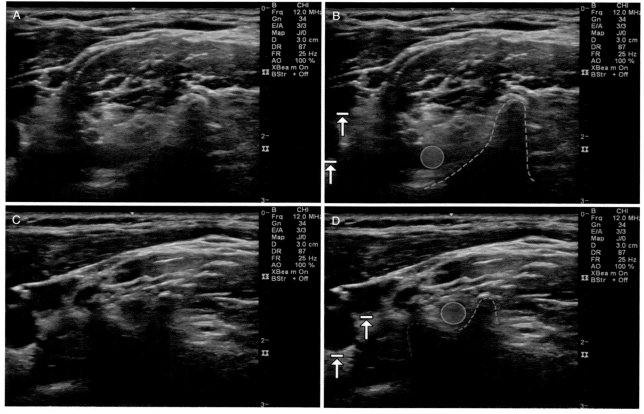

图10.1 A. C_7 椎体后结节隆突横断位（轴位）观。B. 橙色虚线为后结节轮廓，黄色为 C_7 脊神经，白色带标箭头为颈动脉和颈内静脉。C. C_6 椎体前结节及后结节隆突横断位（轴侧）观。D. 橙色虚线为后结节轮廓，紫色虚线为前结节轮廓，黄色为 C_6 脊神经，带标箭头为颈动脉和颈内静脉

的形态不同，可以此辨别 C_7 椎体。如计划进行多椎体注射，应对目标椎体及进针的探头位置进行标记。同时，在多普勒超声下辨别出所有血管，以防止不慎操作造成血管损伤。

进针位置：设计好进针路径，以避免损伤滋养血管或后头孔血管。如使用钝针应由后向前进针。注射针保持在皮下，向目标神经根方向穿刺。

安全提示：操作过程注意避免触及血管及脊髓。

要点：

· 脊髓前动脉可能接受来自颈深动脉或颈升动脉的血液[1]。

· 观察相应脊髓节段时应保持探头垂直于同位椎体。呈角度倾斜探头可以看到相邻上一或下一节段。

· 由后向前的入路可避开颈内静脉、迷走神经、颈总动脉及80%横突孔内前位根动脉。

· 多普勒超声可用于帮助分辨后椎间孔后部的滋养血管。

物品准备：

· 6~12MHz 线阵式换能器。

· 22G 或 25G 圆头脊髓穿刺针。

· 备非微粒型类固醇。

· 1~2mL 局部麻醉药或生理盐水。

颈神经内侧支阻滞（CMBB）及枕第三神经（TON）

起源于颈椎关节突（z-jt）关节小平面的疼痛较为常见，可表现为颈部的疼痛或抽动，亦可放散至头部（C_2~C_3）、肩部及肩胛间区（C_5~C_6，C_6~C_7）[13]。患者还可能出现颈部疼痛或侧弯及旋转活动受限。每个颈椎关节突由两条颈神经内侧支支配，故起源于关节突的疼痛可以采用神经麻醉进行处理。关节内注射的方法对这种疼痛并无特异性效果，但在治疗上确实存在一定的积极意义[14,15]。颈神经内侧支阻滞一般在 X 线透视引导下进行，但这种方法在神经走行变异时，存在找不准内侧

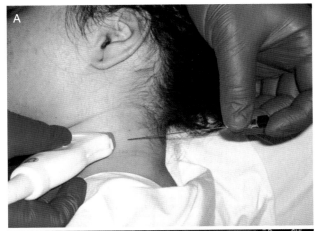

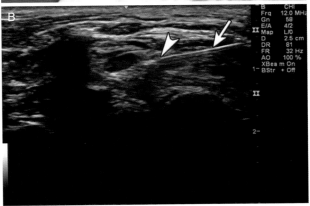

图 10.2 A. 探头以短轴位放置于 C_6 水平，穿刺针采用切面内路径。B. C_6 脊神经皮下注射示例（探头稍微向后结节倾斜，以便于更容易显示针道路径），无柄箭头为针尖，有柄箭头为注射针

支的风险 [16]，而超声方法则能够将伸向关节柱中心的神经可视化。颈椎关节突疼痛治疗的金标准是射频神经切断术，在超声引导下进行此手术已见诸报道，并有可能替代透视引导的方法[17-18]（表10.2）。

扫查技术及解剖标记

患者取侧卧位。纵向放置探头，上端平乳突水平，可获得冠状位图像。颈椎（C_2~C_7）关节突在超声下为小凸样，第一支内侧支在 C_2~C_3 关节突处穿行，在此为一特征性凹陷。屏幕的头侧出现

表 10.2 超声引导下颈关节突关节神经阻滞的准确度[19]

节段	准确率
第三枕神经	88%
C_4	94%
C_6	88%
C_7	41%

C_1 横突时，或以多普勒超声观察到椎动脉从前穿入 C_2 椎间孔时，均可确定颈椎节段 [11]。C_3 的浅内侧支与其他颈神经内侧支不同，它位于 C_2~C_3 椎体关节突联结处的关节柱顶部，并在此移行为皮神经，此即所谓的枕第三神经（TON）。将探头以轴侧位自乳突平面向尾侧移动至 C_1 可见 TON。继续向尾侧移动，可见椎动脉穿入 C_2 椎间孔[19-20]。在 C_2~C_3 关节突最高点亦可见 TON[21]。C_4~C_8 颈内侧支走行于关节柱背侧于小凸之间，支配其上下的关节面[22]。沿关节柱纵向（冠状）连续观察时可见上述神经。关节柱间的稍低回声结构即为内侧支（图 10.3）。

注射技术：切面内冠状路径

患者体位： 患者取侧卧位，取枕垫于头下、两腿之间及臂下。

探头位置： 探头以冠状位置于乳突处，观察关节柱，向尾侧移动时注意分辨脊椎节段（图10.4A）。

结构标志： 注意辨别并标记出目标节段。

进针位置： 如内侧支位置已明确，注射针可

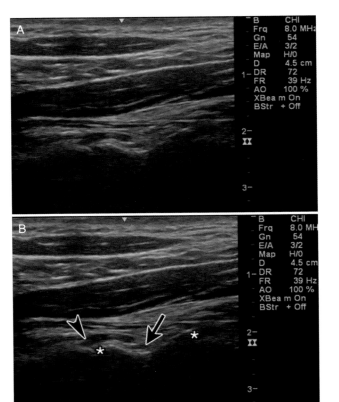

图 10.3 A. 颈关节柱冠状位。B. 黑色无柄箭头为 TON，黑色有柄箭头为 C_3 内侧支，星号为 C_2~C_3 和 C_3~C_4 关节突关节

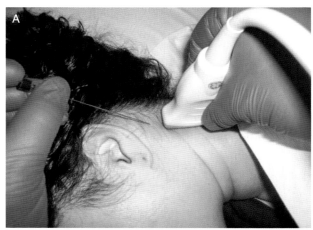

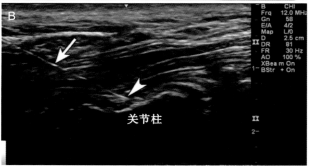

图 10.4 A. 切面内颈内侧支注射的探头冠状切面。B. 白色无柄箭头为靠近内侧支的针尖，白色有柄箭头为注射针，关节柱已标记

直接采用切面内法穿至内侧支。如未清楚分辨神经，可由关节柱间垂直进针至深部骨骼。行 TON 注射时，注射针采用平面内法并且针头向 C_2~C_3 关节顶点。

安全提示：固定探头，从后路进入以避开前方血管。

CMBB 提示：

· 穿刺时注射针指向关节柱间最深点。

· 肥胖患者的内侧支可能较难辨识。

· 向尾侧移动探头时，内侧支较难辨识。

TON 提示：

· 穿刺时注射针指向 C_2~C_3 关节突。

· C_2 椎体是第一个双裂棘突，可以此分辨[23]。探头以轴向位置于 C_2 棘突上，可沿侧旁追踪其板层直至 C_2~C_3 关节。

物品准备：

· 高频线阵探头。

· 22G 或 25G，2.5″~3.5″脊髓穿刺针。

· 每个脊椎节段备 0.5~1mL 类固醇。

· 每个脊椎节段备 0.5~1mL 局部麻醉药。

颈椎关节突间关节

颈椎关节突是由上下两个相邻椎体的上下面接触形成的关节。关节内注射在诊断和治疗上具有积极意义[15,24]。颈椎关节突内注射的传统方法操作在 X 线透视下或 CT 引导下进行。而超声引导下的颈椎注射较 CT 引导下操作更快、进针位置更少，1 个月内具有更低的疼痛评分[25]。

扫查技术及解剖标记

患者取俯卧位。探头以矢状位（纵向）置于颈椎棘突上。C_2 椎体为第一个双裂棘突，可以此为定位[13]。向尾侧移动时，计数中线上表浅的高回声棘突，以此判断椎体节段。到达目标节段后，将探头向侧旁移动，可获得颈椎关节突的锯齿状图像。向尾侧移动时颈椎关节突会更垂直，几乎垂直于胸骨[26-27]（图 10.5）。

注射技术：切面内矢状路径

患者体位：患者取俯卧位，取一枕垫于胸下，使颈可稍俯屈。

探头位置：探头以矢状位置于颈椎棘突上，向侧旁移动至目标椎体出现（图 10.6A）。

结构标志：注意辨别并标记目标节段。

进针位置：注射针采用切面内由尾侧向头侧进针至关节突。

安全提示：固定探头，从后路注射以避开前方血管。

要点：

· 探头在矢状位时看到的颈椎小关节类似于屋顶瓦片叠积。

· 以较浅的角度进针有助于模拟关节面的角度，使关节腔内注射的路径及针尖显示更为容易。

· C_2 椎体是第一个双裂棘突。

物品准备：

· 高频线阵探头。

· 25G，1.5″穿刺针。

· 每个脊椎节段备 0.5~1mL 类固醇。

· 每个脊椎节段备 0.5~1mL 局部麻醉药。

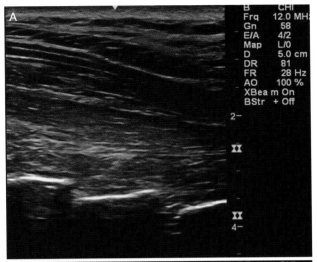

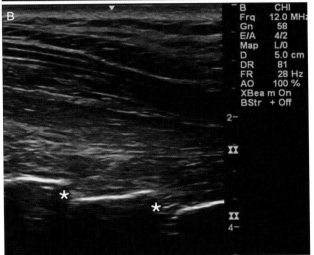

图 10.5 A. 关节突关节矢状位。B. 星号为颈关节突关节面

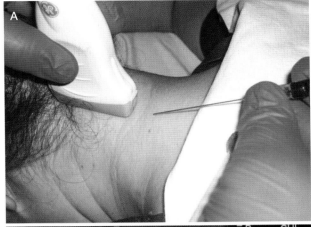

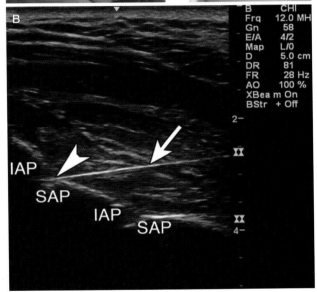

图 10.6 A. 切面内关节突关节面注射的探头矢状切面。B. 白色无柄箭头为指向关节突关节面的针尖，白色有柄箭头为注射针，LAP 为下关节突，SAP 为上关节突

颈胸神经节

颈胸神经节阻滞（stellate ganglion block，SGB）是一种用于治疗交感神经介导的疼痛，如复杂区域性疼痛或雷诺病的成熟方法[28]。最广泛使用的路径是 Leriche 介绍的方法[29]，以 C_6 横突前的 Chassaignac 结节并作为靶点[30]。此法在 X 线透视引导下或无透视引导下均可进行[31]。但颈胸神经节并不在骨性靶点附近，而是在椎前筋膜前方[32-33]。颈胸神经节是第一胸神经节和下颈神经节的融合产物，在气管、食管及甲状腺的后外侧，颈总动脉和颈内静脉的内侧，甲状腺下动脉和喉返神经旁侧，椎动脉和颈长肌前侧[34]，长约 2.5cm、宽 1cm、厚 0.5cm[35]。X 线透视并不能对这些软组织结构进行显像，而超声技术对软组织的可视化效

果则能提高其安全性。操作者能看到其临近的细微结构，避免如喉返神经麻痹或不慎穿破小血管造成药物在血管内散布等状况的发生[36]。报道的咽后血肿发生率为 1/100 000，而实际上无症状血肿的发生率高达 1/4，在超声引导下进行操作可防止这些情况的发生[37]。

扫查技术及解剖标记

患者取仰卧位，头稍伸并转向对侧暴露操作区域。将探头以横断位（轴向）置于环状软骨水平，向侧旁移动辨别出隆起的 C_6 前结节。此位置可以看到颈动脉、颈内静脉、环状软骨及颈长肌。多普勒超声可见甲状腺下动脉及可能尚未向背侧移行至椎间孔内的椎动脉[36]。以轴位在旁侧观察

C_7 椎体可用以确定节段。与 C_6 椎体形态不同，C_7 的后结节更为突出且前结节未发育（图 10.7）。

注射技术：切面内短轴路径

患者体位：患者取仰卧位，颈稍伸稍旋。

探头位置：探头以轴位置于 C_7 节段，向头侧扫描时可见 C_6 椎体。当探头移至 C_6 椎体时，可见 C_6 前结节、颈长肌、椎前筋膜、椎动脉及甲状腺（图 10.8A）。

结构标志：此区有许多明显的解剖结构可用以识别。可辨明食管、气管、椎动脉、颈内动脉和甲状腺下动脉。

进针位置：注射针以切面内法由外侧穿向内侧，指向颈长肌前的椎前筋膜。注射前计划好进针路径以避免损伤重要结构[8]。如针道可能引起这些结构的损伤，则应调整进针路径，稍斜位进针。

安全提示：避免损伤食道和内侧的气管、颈动脉、颈内静脉、甲状腺下动脉和侧旁的椎动脉。操作可能阻滞膈神经引起横膈轻瘫[37-38]。

要点：

· 颈胸神经节在斜角肌内侧。

· 颈胸神经节是第一胸神经节和下颈神经节融合形成的。

· 神经刺激器可用以帮助分辨膈神经，避免不慎操作造成的横膈轻瘫[39]。

物品准备：

· 高频线阵探头。

· 25G，3.5″穿刺针。

· 1~3mL 短效麻醉剂用于局部麻醉。

· 10~20mL 麻醉剂用于神经阻滞。

枕大神经

枕大神经（greater occipital nerve，GON）阻滞常用于治疗枕部神经痛和其他如紧张痛、颈椎痛或偏头痛等情况[39-42]。枕部神经痛表现为第一、第二、第三枕神经的发作性刺痛[43]。患者的受累神经可能存在轻度压痛。传统注射方法或盲法注射是在上项

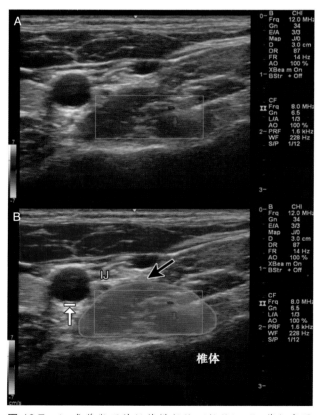

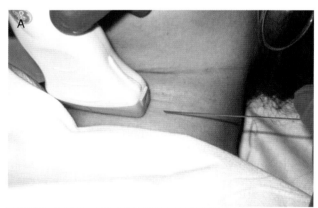

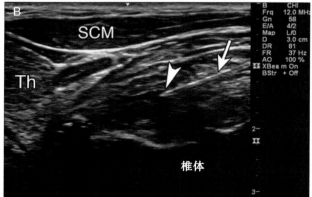

图 10.7 A. 多普勒下神经节横断位（轴位）。B. 紫红色区域为胸锁乳突肌，紫色区域为前斜角肌，橙色区域为颈长肌，黑色箭头为胸颈神经节位置，白色带标箭头为颈动脉，IJ 为颈内静脉

图 10.8 A. 探头在 C_6 水平以短轴位置于星状神经节上，采用切面内注射路径。B. 白色无柄箭头为位于椎前筋膜的针尖，白色有柄箭头为注射针，SCM 为胸锁乳突肌，Th 为甲状腺，椎体已标记

线水平触及枕动脉近中侧[44]。以触诊鉴别枕动脉较为困难，枕动脉和 GON 之间的结构可能会发生变异。GON 从 C$_2$ 背侧支和下斜肌（IOM）下缘绕行环发出，后走行于下斜肌和头半棘肌（SSC）之间[45]。有许多位置可用于定位 GON，如枕大神经在寰椎枢椎之间出 C$_2$ 后支处，经行 IOM 与 SSC 之间，穿行 SSC 肌腹出斜方肌腱膜处[46-47]（表 10.3）。

扫查技术及解剖标记

患者俯卧于操作台或颈椎板上，颈稍俯屈暴露枕下区。探头以横断位置于 C$_2$ 椎体高回声的棘突裂处，向头侧探查可见 C$_1$。SSC 在 IOM 浅表，IOM 在 C$_1$ 椎体浅表，可以此鉴别 IOM 的位置。GON 在超声下表现为低回声的环形或卵圆形结构，它位于 IOM、SSC 两块肌肉的同一平面，然后从 SSC 浅层穿入[48]。多普勒超声可观察到枕动脉的任何分支（图 10.9）。

表 10.3　超声引导下 GON 注射的准确度

研究	作者	准确率
超声引导	Siegenthaler，等[21]	100%

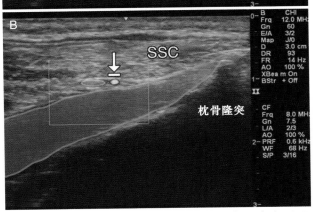

图 10.9　A. 多普勒下 GON 轴位观。B. 橙色区域为 IOM，SSC 和枕骨隆突均已在图中标出，白色带标箭头为枕动脉，黄色区域为 GON

注射技术：轴向切面内路径[49]

患者体位：患者取俯卧位，颈稍俯屈。取一枕头垫于胸下。

探头位置：探头以横断位（轴位）置于 C$_2$ 棘突裂上。C$_1$ 的后弓较光滑。下头斜肌联结于 C$_2$ 棘突和 C$_1$ 横突。沿下斜肌在皮下向外侧和颅侧移动。GON 位于下斜肌和头半棘肌之间的筋膜层（图 10.10A）。

结构标志：可用多普勒超声辨别枕动脉的分支，避免不慎损伤。

进针位置：注射针以切面内路径由外向内进针，后继续进针至针头靠近神经鞘。

安全提示：进针前可采用多普勒超声辨别微血管，避免损伤。

要点：

· C$_2$ 棘突有双裂口，明显区别于 C$_1$ 的光滑后弓。

· 颈轻俯屈可使超声视野更简洁。

· 稍旋转探头（侧端较中部更偏向颅侧）使下

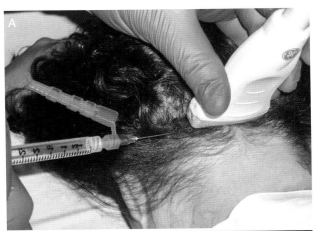

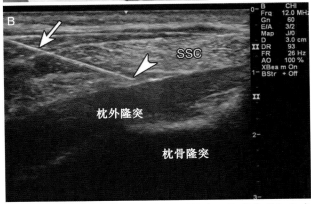

图 10.10　A. 探头以短轴位置于 GON 上，注射采用切面内途径。B. 白色无柄箭头为临近 GON 的针尖，白色有柄箭头为注射针，SSC、枕骨隆突和下斜肌均已标记

斜肌平行于探头。

物品准备：

· 高频线阵探头。

· 25G，1.5″穿刺针。

· 0.5~1mL 类固醇制剂。

· 1~3mL 局部麻醉药。

腰内侧支阻滞和关节突关节

腰痛是一种较为常见的临床症状，通常认为有30%的腰痛起源于关节突关节或小关节[50-52]。关节突关节由上、下两个关节突（SAP 和 LAP）组成，由同层及上层脊髓后支的内侧支支配[53]。发自这些关节的疼痛仅局限于背部，不向下肢近端和臀部放射。这种疼痛表现出特征性的酸痛和迟钝。关节突关节斜伸时可使此症状复现。病史及物理体格检查并不能确诊疼痛与关节突关节相关，其金标准是影像学引导下进行的内侧支阻滞[51]。大量试验支持了超声引导下腰椎注射的准确度，而最新的一些研究还进一步证明了超声引导下的小关节

注射治疗与 X 线引导下的治疗在缓解疼痛和改善患者日常生活方面具有同等效果[19,54-56]（表10.4）。

扫查技术及解剖标记

患者取舒适俯卧位，取一枕头垫于盆骨下。探头以横断位（轴位）置于骶骨上嵴水平。骶骨在探头探查区域下表现为表浅的高回声区。探头以轴位置于正中线上向头侧观察，可见 L5 棘突浅表一高回声尖前有一小低回声断带。腰椎与骶骨明显不同的表现。在正中线旁侧，沿椎板向下可见关节突关节，在旁侧深部可见横突；也可以纵向从骶骨中线开始腰椎扫描。通过椎板透声窗，可见 S1、L5、L4 的高回声峰相互分离。探头保持中线位置向头侧探视，可见全部腰椎。探头向侧旁滑动至旁正中位可见关节突关节（图 10.11）。

表 10.4 超声引导下腰内侧支阻滞的准确度

内侧支阻滞研究	作者	准确率
超声引导并以 X 线透视确认	Greher，等[55]	89%
超声引导并以 X 线透视确认	Shim，等[56]	95%
超声引导并以 CT 确认	Greher，等[57]	94%

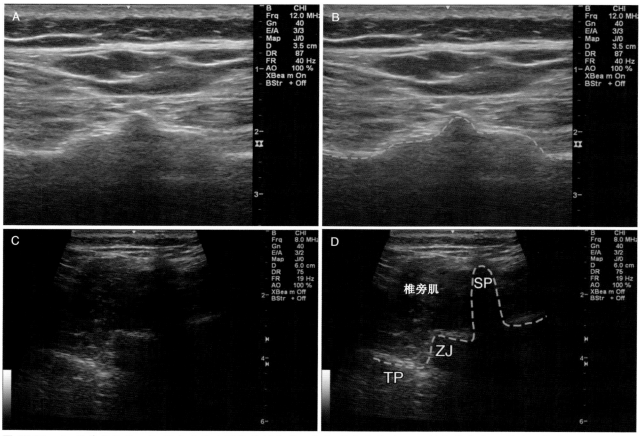

图 10.11 A. 骶骨轴位观。B. 橙色虚线为骶骨背侧轮廓。C. L5 椎体轴位观。D. 橙色虚线为 L5 椎体后轮廓，SP 为棘突，ZJ 为关节突关节，TP 为横突，椎旁肌已标记

注射技术：切面内短轴路径

患者体位：患者取俯卧位，取一枕头垫于骨盆下。

探头位置：自目标椎体以上开始，探头以轴位辨别"三冠"标志，深面为横突，中间为关节突关节，浅面为棘突，3个结构在同一平面。将探头置于关节突关节上（图10.12A）。

结构标志：自骶骨起，向头侧开始探查以定位椎体节段。可以骶骨作为界标进行轴向观察，亦可在中线上进行矢状位观察。

进针位置：注射针刺入后在皮下切面内由旁侧穿向近中，阻滞内侧支时朝向SAP基底及横突进针，阻滞关节突关节时朝向LAP与SAP构成的裂隙。

安全提示：进针前以多普勒超声分辨小血管。如进针位置过于靠近头侧或尾侧，可能会穿入硬膜外腔。

要点：

· 在关节突关节平面轴位细调或翻转探头可更开放地观察关节[58]。

· 到达目标点后，将探头转为纵向以便于观察位于横突上部的针尖是否处在一个施行内侧支阻滞的合适位置。

物品准备：

· 低频曲线凸探头或宽脚线阵探头。

· 22~25G，3.5″~5″脊髓穿刺针。

· 每个脊椎节段备0.5~1mL类固醇。

· 每个脊椎节段备0.5~1mL局部麻醉药。

骶　管

骶管硬膜外注射一般用于治疗因腰椎管狭窄和椎间盘突出引起的神经根痛。一些临床医生倾向于使用骶尾部入路，因其造成鞘内注射或不慎误穿的风险更小，且对于有脊柱手术史和硬膜外腔通路的患者更易操作[23,59,60]。骶尾部入路注射通常在X线透视引导下进行。而此种引导下进行的注射，其错误进针率为25.9%[61]。超声较X线具有优势。Blanchais等人通过一项可行性研究证明超声引导下操作的进针准确率高达96%[23]。Yoon的团队进行了一项多普勒超声评估血管内注射找出给药的正确途径的试验，共纳入53例患者，其中52例试验成功[62]。最新的试验研究表明，在X线透视引导下或超声引导下进行的此项操作，患者的疼痛指数或失能指数无统计学差异[63]（表10.5）。

表10.5　超声引导下骶管硬膜外注射的准确性

骶管硬膜外注射研究	作者	准确率
超声引导	Blanchais，等[64]	96%

扫查技术及解剖标记

患者取舒适俯卧位。探头以横断位（轴位）置于骶骨上，可见两骶骨角像两个倒置的U形。两骶骨角之间的高回声线为骶骨尾韧带，集中在骶骨后侧多骨平面的深高回声线。可旋转探头获得骶管裂孔的纵轴图像[23,27,65]（图10.13）。

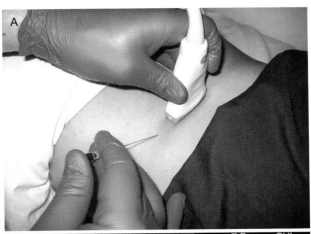

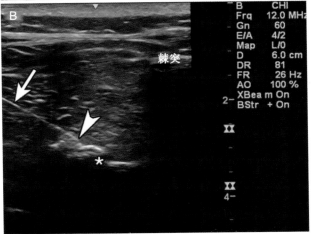

图10.12　A. 探头以短轴位置于L₅关节突关节，采用切面内注射路径。B. 白色有柄箭头为位于关节突关节内的注射针，白色无柄箭头为针尖，星号为关节突关节，棘突已标记

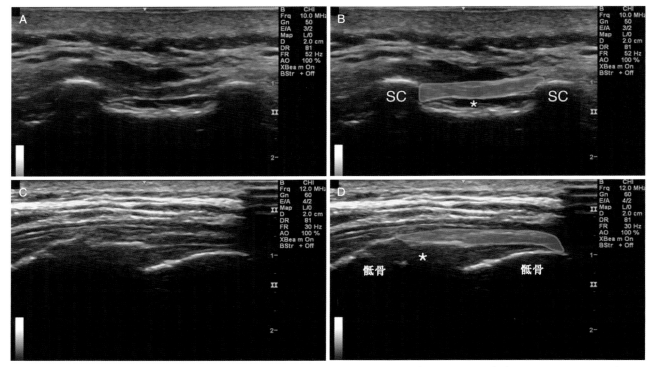

图 10.13　A. 骶角轴位观。B. 绿色区域为骶尾韧带，SC 为骶骨角，星号为骶管裂孔。C. 骶管裂孔矢状位观。D. 骶骨背侧（左侧观），绿色为骶尾韧带，星号为骶管裂孔

注射技术：切面内短轴路径

　　患者体位：患者取舒适体位，俯卧于操作台上。

　　探头位置：探头短轴（横断位）置于骶骨中线，向尾侧扫描可见骶骨角。90°旋转探头可获得矢状及纵向图像，并可见骶管裂孔中心（图10.14A）。

　　结构标志：获得理想进针途径时应立即对探头和穿刺针的位置进行标记，以便于快速消毒，再次找到位置。也可标记出 $S_2 \sim S_4$ 以获得到鞘囊的距离。

　　进针位置：注射针切面内由尾侧向头侧，指向骶管裂孔进针。进针应深至骶骨背侧。过骶尾韧带时会有阻力及落空感。

　　安全提示：应确保回抽时无血或脑脊液。

　　要点：

　　·穿刺针一过骶尾韧带即应开始回抽和注射。穿刺针不可进针过深，因硬脊膜囊终止于 S_2，且进针到骶骨背侧多骨面时将无法获得可视图像。

　　·20mL 的注射量可浸润 S_1 100%，L_5 89%，L_4 84%，L_3 19%[23]。

　　物品准备：

　　·高频线阵探头。

　　·22~25G，3.5"脊髓穿刺针。

　　·2mL 类固醇。

　　·0~4mL 局部麻醉药。

　　·0~6mL 生理盐水。

骶髂关节

　　骶髂关节（sacroiliac joint，SIJ）是一个前后均有神经支配的可动关节。韧带和肌肉的结合部联结骶髂关节至髋部，因此它经常会引发疼痛[67]。临床症状可能包括腰部和臀部的疼痛，以及腹股沟和大腿的牵涉痛[30]。临床对照试验已被证明对诊断骶髂关节炎的特异性和敏感性较低，而 SIJ 注射对于诊断和治疗均有积极意义[68-70]。X 线透视引导仍同前述 SIJ 注射操作的金标准（表 10.6）。

表 10.6　超声引导下骶髂关节注射准确度

超声引导下骶髂关节注射并以 X 线透视确认[36]	准确率
前 30 次注射	60%
中 30 次注射	93.5%
后 20 次注射	100%

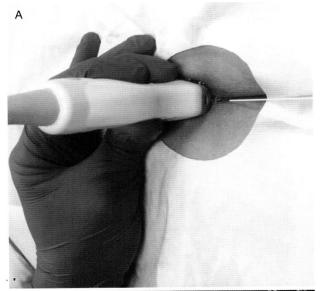

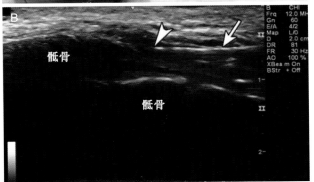

图 10.14 A.探头以矢状切面位于骶骨上，采用切面内注射路径。B.白色无柄箭头为穿过骶骨裂隙的针尖，白色有柄箭头为注射针

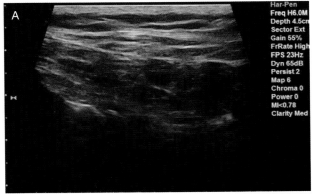

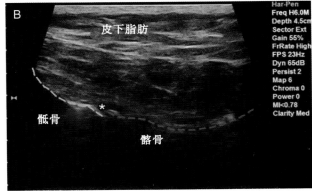

图 10.15 A.骶髂关节轴位观。B.橙色虚线为骶骨轮廓，紫色虚线髂骨轮廓，星号为关节裂隙，皮下脂肪已在图中标出

扫查技术及解剖标记

患者取俯卧位。探头以横断位置于骶管裂孔处，向患侧移动辨识出骶骨侧面；继续向头侧移动至见到髂骨和骶髂裂隙[30,71]，或辨识出正中的髂骨及侧旁的髂后上嵴（PSIS）后，向下移动至关节裂隙（图 10.15）。

注射技术：切面内短轴路径

患者体位： 患者取俯卧位，骨盆下垫一枕。

探头位置： 探头短轴（横截位）置于骶骨骶管裂孔水平处，向旁侧及头向移动探头至骶髂裂隙。探头应在关节下端上 1cm 处（图 10.16A）[72]。

结构标志： 这个区域无重要血管或神经结构注意标记。

进针位置： 注射针刺入后以切面内路径平行于探头由内侧向外侧进针，以获得最佳视野。

安全提示： 进针前以多普勒超声辨别血管，注意对于骨质疏松的患者避免使用穿刺针穿骨。

要点：

· 注射部位应把握在 SIJ 的下 1/3 有滑液的部分，其上部多纤维组织，非真关节[36,73,74]。

· 注射主要在 CIJ 的下半部分进行。

· 以穿刺针穿后韧带，有突破感后证明已进入关节，而非在关节周进行注射。

物品准备：

· 6~10MHz 的凸式或线阵探头。

· 22G，3.5″脊髓穿刺针。

· 1~2mL 类固醇制剂。

· 1~2mL 局部麻醉药。

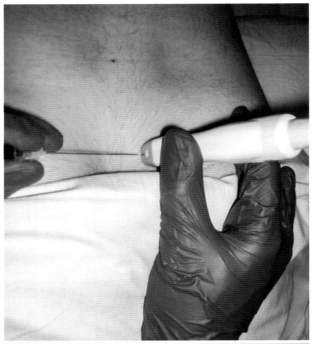

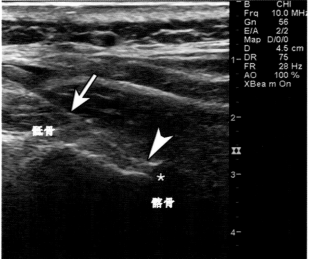

图 10.16 A. 探头位于骶髂关节短轴切面，采用切面内注射路径。B. 白色无柄箭头为进入骶髂关节的针尖，白色有柄箭头为注射针，星标为关节间隙，骶骨和髂骨已标记

参考文献

[1] Bush K, Hiller S. Outcome of cervical radiculopathy treated with periradicular/epidural corticosteroid injections: a prospective study with independent clinical review. Eur Spine J, 1996, 5:319–325.

[2] Jee H, Lee JH, Kim J, et al. Ultrasound-guided selective nerve root block versus fluoroscopy-guided transforaminal block for the treatment of radicular pain in the lower cervical spine: a randomize, blinded, controlled study. Skeletal Radiol, 2013, 42: 69–78.

[3] Narouze SN. Ultrasound-guided interventional procedures in pain management: evidence-based medicine. Reg Anesth Pain Med, 2010, 35:55–58.

[4] Huntoon MA. Anatomy of the cervical intervetebral foramina: vulnerable arteries and ischemic neurologic injuries after transforaminal epidural injections. Pain, 2005, 117:104 – 111.

[5] Hoeft MA, Rathmell JP, Monsey RD, et al. Cervical transforaminal injection and the radicular artery: variation in anatomical location within the cervical intervertebral foramina. Reg Anesth Pain Med, 2006, 31:270–274.

[6] Narouze S, Vydyanathan A, Kapural L, et al. Ultrasound-guided cervical selective nerve root block: a fluoroscopy-controlled feasibility study. Reg Anesth Pain Med, 2009, 34: 343–348.

[7] Pobiel RS, Schellhas KP, Eklund JA, et al. Selective cervical nerve root blockade: prospective study of immediate and longer term complications. Am J Neuroradiol, 2009, 30: 507–511.

[8] Wallace MA, Fukui MB, Williams RL, et al. Complications of cervical selective nerve root blocks performed with fluoroscopic guidance. Am J Roentgenol, 2007, 188:1218–1221.

[9] Brouwers PJ, Kottink EJ, Simon MA, et al. A cervical anterior spinal artery syndrome after diagnostic blockade of the right C6–nerve root. Pain, 2001, 91:397–399.

[10] Martinoli C, Bianchi S, Santacroee E, et al. Brachial plexus sonography: a technique for assessing the root level. AJR Am J Roentgenol, 2002, 179:699–702.

[11] Narouze S, Vydyanathan A. Ultrasound-guided cervical transforaminal injection and selective nerve root block. Tech Reg Anesth Pain Manag, 2009, 13:137–141.

[12] Matula C, Trattnig S, Tshabitscher M, et al. The course of the prevertebral segment of the vertebral artery: anatomy and clinical signifi cance. Surg Neurol, 1997, 48:125–131.

[13] Dwyer A, Aprill C, Bogduk N. Cervical zygapophyseal joint pain patterns. I: a study in normal volunteers. Spine, 1990, 15(6): 453–457.

[14] Barnsley L, Bogduk N. Medial branch blocks are specifi c for the diagnosis of cervical zygapophyseal joint pain. Reg Anesth, 1993, 18:343–350.

[15] Boswell MV, Colson JD, Sehgal N, et al. A systematic review of therapeutic facet joint interventions in chronic spinal pain. Pain Physician, 2007, 10:229–253.

[16] Siegenthaler A, Schliessbach J, Curatolo M, et al. Ultrasound anatomy of the nerves supplying the cervical zygapophyseal joints: an exploratory study. Reg Anesth Pain

Med, 2011, 36: 606−610.

[17] Lee SH, Kang CH, Lee SH, et al. Ultrasound-guided radiofrequency neurotomy in cervical spine: sonoanatomic study of a new technique in cadavers. Clin Radiol, 2008, 63:1205−1212.

[18] Lord SM, Barnsley L, Wallis BJ, et al. Percutaneous radiofrequency neurotomy for chronic cervical zygapophyseal-joint pain. N Engl J Med, 1996, 5:1721−1726.

[19] Siegenthaler A, Mlekusch S, Trelle S. Accuracy of ultrasoundguided nerve blocks of the cervical zygapophyseal joints. Anesthesiology, 2012, 117:347−352.

[20] Eichenberger U, Greher M, Kapral S, et al. Sonographic visualization and ultrasound-guided block of the third occipital nerve: prospective for a new method to diagnose C_2~ C_3 zygapophysial joint pain. Anesthesiology, 2006, 104: 303−308.

[21] Siegenthaler A, Narouze S, Eichenberger U. Ultrasound-guided third occipital nerve and cervical medial branch nerve blocks. Tech Reg Anesth Pain Manag, 2009, 13: 128−132.

[22] Galiano K, Obwegeser AA, Bale R, et al. Ultrasound-guided and CT-navigation-assisted periradicular and facet joint injections in the lumber and cervical spine: a new teaching tool to recognize the sonoanatomic pattern. Reg Anesth Pain Med, 2007, 32:254−257.

[23] Narouze S, Peng PW. Ultrasound-guided interventional procedures in pain medicine: a review of anatomy, sonoanatomy, and procedures. Part Ⅱ: axial structures. Reg Anesth Pain Med, 2010, 35:386−396.

[24] Sehgal N, Shah RV, McKenzie-Brown AM, et al. Diagnostic utility of facet (zygapophysial) joint injections in chronic spinal pain: a systematic review of evidence. Pain Physician, 2005, 8:211−224.

[25] Obernauer J, Galiano K, Gruber H, et al. Ultrasound-guided versus computed tomography-controlled facet joint injections in the middle and lower cervical spine: a prospective randomized clinical trial. Med Ultrason, 2013, 15:10−15.

[26] Pal GP, Routal RV, Saggu SK. The orientation of the articular facets of the zygopophyseal joints at the cervical and upper thoracic region. J Anat, 2001, 198:431−441.

[27] Yoganandan N, Knowles SA, Maiman DJ, et al. Anatomic study of the morphology of human cervical facet joints. Spine, 2003, 28:2317−2323.

[28] Aeschbach A, Mekhail NA. Common nerve blocks in chronic pain management. Anesthesiol Clin North America, 2000, 18:429−459.

[29] Leriche R, Fontaine R. L'anesthesie isolee du ganglion etoile.

Sa technique, ses indications, ses resultats. Presse Med, 1934, 41:849−850.

[30] Janik JE, Hoeft MA, Ajar AH. Variable osteology of the sixth cervical vertebra in relation to stellate ganglion block. Reg Anesth Pain Med, 2008, 33:102−108.

[31] Abdi S, Zhou Y, Patel N, et al. A new and easy technique to block the stellate ganglion. Pain Physician, 2004, 7: 327−331.

[32] Kiray A, Arman C, Naderi S, et al. Surgical anatomy of the cervical sympathetic trunk. Clin Anat, 2005, 18:179−185.

[33] Civelek E, Kiris T, Hepgul K, et al. Anterolateral approach to the cervical spine: major anatomical structures and landmarks. J Neurosurg Spine, 2007, 7:669−678.

[34] Hogan Q, Erickson SJ. Magnetic resonance imaging of the stellate ganglion: normal appearance. Am J Roentgenol, 1992, 158:655−659.

[35] Narouze S, Vydyanathan A, Patel N. Ultrasound-guided stellate ganglion block successfully prevented esophageal puncture. Pain Physician, 2007, 10:747−752.

[36] Peng P, Narouze S. Ultrasound-guided interventional procedures in pain medicine: a review of anatomy, sonoanatomy, and procedures: part 1: nonaxial structures. Reg Anesth Pain Med, 2009, 34(5):458−474.

[37] Kapral S, Krafft P, Gosch M, Fleischmann D. Ultrasound imaging for stellate ganglion block: direct visualization of puncture site and local anesthetic spread. Reg Anesth, 1995, 20:323−328.

[38] Ojeda A, Sala-Blanch X, Moreno LA, et al. Ultrasound-guided stellate ganglion block what about the phrenic nerve? Reg Anesth Pain Med, 2013, 38(2):167.

[39] Vincent MB, Luna RA, Scandiuzzi D, et al. Greater occipital nerve blockade in cervicogenic headache. Arq Neuropsiquiatr, 1998, 56:720−725.

[40] Naja ZM, El-Rajab M, Al-Tannir MA, et al. Occipital nerve blockade for cervicogenic headache: a double-blind randomized controlled clinical trial. Pain Pract, 2006, 6:89−95.

[41] Bovim G, Sand T. Cervicogenic headache, migraine without aura and tension-type headache. Diagnostic blockade of greater occipital and supra-orbital nerves. Pain, 1992, 51: 43−48.

[42] Shim JH, Ko SY, Bang MR, et al. Ultrasound-guided greater occipital nerve block for patients with occipital headache and short term follow up. Korean J Anesthesiol, 2011, 61(1): 50−54.

[43] Headache Classifi cation Subcommittee of the International Headache Society. The international classifi cation of headache disorders. 2nd ed. Cephalalgia, 2004, 24(Suppl 1): 9−160.

[44] Greher M, Moriggl B, Curatolo M, et al. Sonographic visualization and ultrasound-guided blockade of the greater occipital nerve: a comparison of two selective techniques confi rmed by anatomical dissection. Br J Anaesth, 2010, 104:637-642.

[45] Mosser SW, Guyuron B, Janis JE, et al. The anatomy of the greater occipital nerve: implications for the etiology of migraine headaches. Plast Reconstr Surg, 2004, 113:693 – 697.

[46] Loukas M, El-Sedfy A, Tubbs RS, et al. Identifi cation of greater occipital nerve landmarks for the treatment of occipital neuralgia. Folia Morphol (Warsz), 2006, 65:299 – 304.

[47] Natsis K, Baraliakos X, Appell HJ, et al. The course of the greater occipital nerve in the suboccipital region: a proposal for setting landmarks for local anesthesia in patients with occipital neuralgia. Clin Anat, 2006, 19:332-336.

[48] Cho J, Haun DW, Kettner NW. Sonographic evaluation of the greater occipital nerve in unilateral occipital neuralgia. J Ultrasound Med, 2012, 31:37-42.

[49] Greher M, Moriggl B, Curatolo M, et al. Sonographic visualization and ultrasound-guided blockade of the greater occipital nerve: a comparison of two selective techniques confi rmed by anatomical dissection. Br J Anesth, 2010, 104(5):637-642.

[50] Boswell MV, Colson JD, Spillane WF. Therapeutic facet joint interventions in chronic spinal pain: a systematic review of effectiveness and complications. Pain Physician, 2005, 8:101-114.

[51] Manchikanti L, et al. Cervical medial branch blocks for chronic cervical facet joint pain: a randomized, double-blind, controlled trial with one-year follow-up. Spine, 2008, 33:1813-1820.

[52] Manchikanti L, Boswell MV, Singh V, et al. Prevalence of facet joint pain in chronic spinal pain of cervical, thoracic, and lumbar regions. BMC Musculoskelet Disord, 2004, 5:15.

[53] Boswell MV, Shah RV, Everett CR, et al. Interventional techniques in the management of chronic spinal pain: evidence-based practice guidelines. Pain Physician, 2005, 8: 1-47.

[54] Yun DH, Kim HS, Yoo SD, et al. Effi cacy of ultrasonography-guided injections in patients with facet syndrome of the low lumbar spine. Ann Rehabil Med, 2012, 36:66-71.

[55] Greher M, Scharbert G, Kamolz LP, et al. Ultrasound-guided lumbar facet nerve block: a sonoanatomic study of a new methodologic approach. Anesthesiology, 2004, 100:1242-1248.

[56] Shim JK, Moon JC, Yoon KB, et al. Ultrasound-guided lumbar medial-branch block: a clinical study with fluoroscopy control. Reg Anesth Pain Med, 2006, 31:451-454.

[57] Greher M, Kirchmair L, Enna B, et al. Ultrasound-guided lumbar facet nerve block: accuracy of a new technique confi rmed by computed tomography. Anesthesiology, 2004, 101:1195-1200.

[58] Gofeld M. Ultrasound-guided zygapophysial nerve and joint injection. Reg Anesth Pain Man, 2009, 13:150-153.

[59] Tsui BC, Tarkkila P, Gupta S, et al. Confi rmation of caudal needle placement using nerve stimulation. Anesthesiology, 1999, 91:374-378.

[60] Botwin KP, Gruber RD, Bouchlas CG, et al. Complications of fluoroscopically guided caudal epidural injections. Am J Phys Med Rehabil, 2001, 80:416-424.

[61] Stitz MY, Sommer HM. Accuracy of blind versus fluoroscopically guided caudal epidural injection. Spine, 1999, 24:1371-1376.

[62] Yoon JS, Sim KH, Kim SJ, et al. The feasibility of color Doppler ultrasonography for caudal epidural steroid injection. Pain, 2005, 118:210-214.

[63] Park Y, Lee JH, Park KD, et al. Ultrasound-guided vs. fluoroscopy guided caudal epidural steroid injection for the treatment of unilateral lower lumbar radicular pain: a prospective, randomized, single-blind clinical study. Am J Phys Med Rehabil, 2013, 92(6): 1-12.

[64] Blanchais A, Le Goff B, Guillot P, et al. Feasibility and safety of ultrasound-guided caudal epidural glucocorticoid injections. Joint Bone Spine, 2010, 77:440-444.

[65] Chen CP, Wong AM, Hsu CC, et al. Ultrasound as a screening tool for proceeding with caudal epidural injections. Arch Phys Med Rehabil, 2010, 91:358-363.

[66] Vydyanathan A, Narouze S. Ultrasound-guided caudal and sacroiliac joint injections. Tech Reg Anesth Pain Manag, 2009, 13:157-160.

[67] Deer TR. An overview of interventional spinal techniques. Semin Pain Med, 2004, 2:154-166.

[68] Van der Wurff P, Buijs EJ, Groen GJ. A multitest regimen of pain provocation tests as an aid to reduce unnecessary minimally invasive sacroiliac joint procedures. Arch Phys Med Rehabil, 2006, 87(1):10-14.

[69] Berthelot J, Labat J, Le Goff B, et al. Provocative sacroiliac joint maneuvers and sacroiliac joint block are unreliable for diagnosing sacroiliac joint pain. Joint Bone Spine, 2006, 73(1):17-23.

[70] Manchikanti L, Staats P, Singh V, et al. Evidence-based practice guidelines for the interventional techniques in the management of chronic spinal pain. Pain Physician, 2003, 6:3-81.

[71] Harmon D, O'Sullivan M. Ultrasound-guided sacroiliac joint injection technique. Pain Physician, 2008, 11:543–547.

[72] Pekkafali MZ, Kiralp MZ, Basekim CC, et al. Sacroiliac joint injections performed with sonographic guidance. J Ultrasound Med, 2003, 22:553–559.

[73] Maldijian C, Mesgarzadeh M, Tehranzadeh J. Diagnostic and therapeutic features of facet and sacroiliac joint injection: anatomy, pathophysiology, and technique. Radiol Clin North Am, 1998, 36:497–508.

[74] Calvillo O, Skaribas I, Turnipseed J. Anatomy and pathophysiology of the sacroiliac joint. Curr Rev Pain, 2000, 4: 356–361.

D.A. Spinner, DO, RMSK

Department of Anesthesiology—Pain Medicine, Arnold Pain Management Center, Beth Israel Deaconess Medical Center, Harvard Medical School, Brookline, MA, USA

e-mail: dspinnerny@gmail.com

附 录

超声操作记录示例

患者姓名	出生日期	医疗档案号码
David	1948 年 5 月 14 日	660000

参与者	
操作者	姓名，医学博士/骨科医学博士
助手	住院医师/主治医师/医师助理/NP
主管医生	姓名，医学博士/骨科医学博士
设备标识	检查日期

操作：（左、右、双侧）超声引导下注射。

检查所见：

操作记录：

　　尊敬的 *** 医生（临床科室相关），感谢您允许我参与对您的患者进行治疗，操作过程中如有疑问或不当，请及时与我沟通交流。

姓名	出生日期	医疗档案号码
Alpha	1948 年 5 月 14 日	660000

参与者	
操作者	姓名，医学博士/骨科医学博士
助手	住院医师/主治医师/医师助理/NP
主管医生	姓名，医学博士/骨科医学博士
设备标识	检查日期

操作：（左/右/双侧）超声引导下肩峰下/三角肌下滑囊（SASBD）皮质类固醇激素注射。

检查所见：用 12MHz 线阵探头对 SASBD 进行超声定位和评估。可见冈上肌及 SASDB 在肩峰下滑动。动态监测下可见滑囊内聚集少量囊液。

操作记录：

详细告知患者操作的收益、风险、预后及其他可选方案后，患者签署知情同意书。用 12MHz 线阵式探头对 SASBD 进行超声定位和评估，检查结果见前。（左/右/双侧）的肩峰下区域用聚维酮碘消毒，并准备无菌探头；探头平行于冈上肌长轴冠状位放置；用 2mL 1% 利多卡因皮丘进行局部麻醉。用 25G、1.5″ 穿刺针在超声引导下自探头侧端向 SASDB 进针 2~3cm，回抽后，向囊内注射 40mg 康宁乐与 5mL 1% 利多卡因混合液共 6mL；超声下见囊区液体流动良好，无出血及相关并发症。操作结束后注射区域无疼痛。予术后护理，48h 内每天 3 次注射区冰敷 15min。告知患者 2 周后复诊以评估治疗情况，如有疑问或不适及时联系医生。患者对操作耐受良好。

尊敬的主管医生 ***，感谢您允许我对您的患者进行治疗，操作过程中如有疑问或不当，请及时与我沟通交流。

姓名	出生日期	医疗档案号码
Alpha	1948 年 5 月 14 日	660000

参与者		
操作者	姓名，医学博士/骨科医学博士	
助手	住院医师/主治医师/医师助理/NP	
主管医生	姓名，医学博士/骨科医学博士	
设备标识	检查日期	

操作：（左/右/双侧）超声引导下外上髁经皮穿刺肌腱切断术。

检查所见：用 12MHz 线阵探头对（左/右/双侧）指总伸肌腱（CET）进行超声定位和评估。CET 表现为轻度异质性，局部低回声，肌腱增厚，皮质结构稍紊乱，存在点状钙化，符合肌腱病变特征。

操作记录：

详细告知患者操作的收益、风险、预后及备选方案后，患者签署知情同意书。用 12MHz 线阵探头对（左/右/双侧）肘侧区进行超声定位和评估，检查结果见前。（左/右/双侧）CET 用聚维酮碘消毒，并准备无菌探头；用 25G 穿刺针，沿长轴自远端向近端皮下进针；用 3mL 1% 利多卡因（无肾上腺素）局部麻醉后行超声引导下经皮肌腱切断松解术；术中无出血及其他并发症。予术后护理，48h 内每天 3 次注射区冰敷 15min。告知患者 2 周后复诊以评估治疗情况，如有疑问或不适及时联系医生。患者对操作耐受良好。

尊敬的主管医生 ***，感谢您允许我对您的患者进行治疗，操作过程中如有疑问或不当，请及时与我沟通交流。

姓名	出生日期	医疗档案号码
Alpha	1948 年 5 月 14 日	660000

参与者	
操作者	姓名，医学博士/骨科医学博士
助手	住院医师/主治医师/医师助理/NP
主管医生	姓名，医学博士/骨科医学博士
设备标识	检查日期

操作： （左/右/双侧）超声引导下腕管皮质类固醇注射。

检查所见： 用 12MHz 线阵探头对（左/右/双侧）腕管处进行超声定位和评估。超声下见正中神经增粗、水肿，腕管处扁平，测定其直径及横截面积。屈肌支持带正常或增厚，同时可见尺动脉、桡动脉。

操作记录：

详细告知患者操作的收益、风险、预后及备选方案，患者签署知情同意书。用 10~12MHz 线阵探头对（左/右/双侧）腕管区进行超声定位和评估，检查结果见前。（左/右/双侧）尺侧远端腕区用聚维酮碘消毒，并准备无菌探头；探头横向放置在腕部；超声引导下用 25G、1.5″穿刺针从探头尺侧尺动脉和尺神经上、下向正中神经方向进针 1~2cm；向靠近正中神经方向注射 20mg 康宁乐与 1.5mL 1%利多卡因混合液 2mL；可见正中神经周围液体流动，患者觉 D_{1-3} 麻木加重，证实为正中神经阻滞；无出血及其他并发症。患者对操作耐受良好。嘱患者冰敷 15min。

尊敬的主管医生 ***，感谢您允许我对您的患者进行治疗，操作过程中如有疑问或不当，请及时与我沟通交流。

姓名	出生日期	医疗档案号码
Alpha	1948 年 5 月 14 日	660000

参与者	
操作者	姓名，医学博士/骨科医学博士
助手	住院医师/主治医师/医师助理/NP
主管医生	姓名，医学博士/骨科医学博士
设备标识	检查日期

操作： （左/右/双侧）超声引导下大转子滑囊皮质类固醇激素注射。

检查所见： 用 5~10MHz 线阵探头或凸阵探头对（左/右/双侧）髋部进行超声定位和评估。可见臀小肌和臀中肌分别位于髋关节前面及后侧面，两肌腱均表现为增厚，且在其止点附着处可见骨皮质不规则改变，但无局部撕裂，符合轻度肌腱病变的改变。大转子滑囊内见少量积液。

操作记录：

详细告知患者操作的收益、风险、预后及其他可选方案，患者签署知情同意书。用 10MHz 线阵探头对（左/右/双侧）转子囊进行超声定位和评估，检查结果见前。对髋关节外侧区进行标记、消毒及铺巾，并准备无菌探头；探头冠状位放置斜面平行于臀中肌长轴；皮下注射 2mL 1%利多卡因局部麻醉。用 22G 或 25G、3″穿刺针进针；回抽后，在超声引导下注射 40mg 康宁乐与 4mL 1%利多卡因混合液共 5mL；观察液性膨胀区确定注射位置正确，无出血及其他并发症。术后注射区域无疼痛。予术后护理，48h 内每天 3 次注射区冰敷 15min。告知患者 2 周后复诊以评估治疗情况，如有疑问或不适及时联系医生。患者对操作耐受良好。

尊敬的主管医生 ***，感谢您允许我对您的患者进行治疗，操作过程中如有疑问或不当，请及时与我沟通交流。

姓名	出生日期	医疗档案号码
Alpha	1948 年 5 月 14 日	660000

参与者	
操作者	姓名，医学博士/骨科医学博士
助手	住院医师/主治医师/医师助理/NP
主管医生	姓名，医学博士/骨科医学博士
设备标识	检查日期

超声引导下黏度补充注射	
关节	膝/颈/髋
方向	左/右/双侧
注射药物	Hyalgan
批号	12345
失效日期	2015 年 12 月 31 日

检查所见：用 12MHz 线阵探头或凸阵探头对（左/右/双侧）膝关节进行超声定位和评估。见（少/中/大）量积液。股四头肌腱显示正常。

操作记录：

超声检查（左/右/双侧）膝关节，所见如下。详细告知患者操作的收益、风险、预后及其他可选方案，患者签署知情同意书。用 12MHz 线阵探头对（左/右/双侧）膝关节进行超声定位和评估。（左/右/双侧）的膝关节外上区域用聚维酮碘消毒，用消毒探头保护套覆盖探头；皮下注射 1mL 1%利多卡因进行局部麻醉。用 25G、1.5″穿刺针刺入髌上关节凹进行注射；注射 2mL 海尔根；可见注射区域液体流动良好，无出血及其他并发症。患者对操作耐受良好。

尊敬的主管医生 ***，感谢您允许我对您的患者进行治疗，操作过程中如有疑问或不当，请及时与我沟通交流。

姓名	出生日期	医疗档案号码
Alpha	1948 年 5 月 14 日	660000

参与者	
操作者	姓名，医学博士/骨科医学博士
助手	住院医师/主治医师/医师助理/NP
主管医生	姓名，医学博士/骨科医学博士
设备标识	检查日期

操作：（左/右/双侧）超声引导下足底筋膜皮质类固醇激素注射。

检查所见：用 12MHz 线阵探头对（左/右/双侧）足进行超声定位和评估。检查发现足底筋膜近段于跟骨起点处增厚、回声减低，附着处可见骨皮质不规则改变，符合足底筋膜炎改变。

操作记录：

详细告知患者该操作的获益、风险、预后及其他可选方案，患者签署知情同意书。用 12MHz 线阵探头对（左/右/双侧）足进行超声定位和评估，所见如下：（左/右/双侧）的足后段近中区域用聚维酮碘消毒，并准备无菌探头。皮下注射 2mL 1% 利多卡因进行局部麻醉。超声引导下以 25G，1.5″穿刺针，自探头内侧由内至外方向以切面内短轴途径进针 2~3cm，再以长轴切面外路径以确定局部位置。回抽后，在超声引导下多点多层次注射 20mg 康宁乐与 3.5mL 1% 利多卡因混合液共 4mL；超声可见足底筋膜区域液体流动良好，无出血及其他并发症。患者反馈操作后疼痛立即得到完全缓解。术后触诊无压痛。予术后护理，48h 内每天 3 次注射区冰敷 15min。告知患者 2 周后复诊以评估治疗情况，如有疑问或不适及时联系医生。患者对操作耐受良好。

尊敬的主管医生 ***，感谢您允许我对您的患者进行治疗，操作过程中如有疑问或不当，请及时与我沟通交流。

姓名	出生日期	医疗档案号码
Alpha	1948 年 5 月 14 日	660000

参与者	
操作者	姓名，医学博士/骨科医学博士
助手	住院医师/主治医师/医师助理/NP
主管医生	姓名，医学博士/骨科医学博士
设备标识	检查日期

操作：（左/右/双侧）超声引导下触发点注射。

检查所见：用 12MHz 线阵探头对（左/右/双侧）菱形肌区域进行超声定位和评估。纵向观察，逐层可见皮下组织、斜方肌、菱形肌、肋骨、胸膜及肺组织。菱形肌处见局部低回声区，探头触压有疼痛及牵涉痛确定为触发点。

操作记录：

详细告知患者该操作的获益、风险、预后及其他可选方案，患者签署知情同意书。用 12MHz 线阵探头对（左/右/双侧）菱形肌区进行超声定位和评估。超声下可见菱形肌较薄且临近胸膜及肺组织。所见如下。彩超下见进针途径无血管或神经。上背部用酒精消毒。探头垂直于菱形肌长轴放置。皮下注射 2mL 1% 利多卡因进行局部麻醉。超声引导下用 25G、1.5″ 穿刺针，自探头尾侧向肌肉方向进针 1~2cm。超声引导穿刺针在肋缘表面穿行以避免造成肺损伤。回抽后，注射 2mL 1% 利多卡因，随后用干针法处理。无出血及其他并发症。术后触诊见压痛减轻，无牵涉痛。予术后护理，48h 内每天 3 次注射区冰敷 15min。告知患者 2 周后复诊以评估治疗情况，如有疑问或不适及时联系医生。患者对操作耐受良好。

尊敬的主管医生 ***，感谢您允许我对您的患者进行治疗，操作过程中如有疑问或不当，请及时与我沟通交流。

姓名	出生日期	医疗档案号码
Alpha	1948 年 5 月 14 日	660000

参与者	
操作者	姓名，医学博士/骨科医学博士
助手	住院医师/主治医师/医师助理/NP
主管医生	姓名，医学博士/骨科医学博士
设备标识	检查日期

操作： {左/右/双侧} 超声及肌电图引导下肉毒毒素注射

肌肉	肱二头肌	肱肌	肱桡肌	旋前圆肌	尺侧腕屈肌
注射部位	2	1	1	1	1
总剂量（U）	75	25	40	30	30
总剂量：2mL 生理盐水含 200U					
批号			失效日期		

诊断： 痉挛

操作记录：

　　详细告知患者操作的获益、风险、预后及其他可选方案后，患者签署知情同意书。用酒精消毒所述痉挛肌肉区域；超声引导下以平面内法用 3″单极针进入痉挛肌肉，避免损伤臂丛或前臂的神经血管；肢体被动牵张以拉伸肌肉，激活运动单位动作电位，确认穿刺位置是否正确；回抽后，多点注射肉毒毒素。患者对操作耐受良好，无并发症。予术后护理，48h 内每天 3 次注射区冰敷 15min。告知患者 3~4 周后复诊以评估治疗情况，如有疑问或不适及时联系医生。

　　尊敬的主管医生 ***，感谢您允许我对您的患者进行治疗，操作过程中如有疑问或不当，请及时与我沟通交流。

姓名	出生日期	医疗档案号码
Alpha	1948 年 5 月 14 日	660000

参与者	
操作者	姓名，医学博士/骨科医学博士
助手	住院医师/主治医师/医师助理/NP
主管医生	姓名，医学博士/骨科医学博士
设备标识	检查日期

操作：（左/右/双侧）超声引导下骶髂关节注射。

检查所见：未见积液。

操作记录：

详细告知患者该操作的获益、风险、预后及其他可选方案，患者签署知情同意书。可能存在的风险包括发生感染、炎症反应、神经损伤、瘫痪、硬膜外血肿、晕厥、头痛、呼吸或心脏骤停、瘢痕形成。用 10MHz 线阵探头对（左/右/双侧）骶髂关节进行超声定位和评估，所见如下：骶髂关节区域用聚维酮碘消毒，并准备无菌探头；将 10MHz 线阵探头沿轴位放置于髂后上嵴上；探头向下移动至骶髂关节区下缘，使用 3mL 1%利多卡因（无肾上腺素）对局部皮肤进行麻醉；超声引导下用 22G、3″脊髓穿刺针由近中向侧缘倾斜刺入骶髂关节，回抽后，注射 1mL 甲基泼尼松龙（80mg/mL）与 3mL 0.25%丁哌卡因（无肾上腺素）混合液共 3mL 至骶髂关节；可见关节内液体流动良好，无外渗，无出血及其他并发症。患者反馈操作后疼痛立即得到完全缓解。予术后护理，48h 内每天 3 次注射区冰敷 15min。告知患者 2 周后复诊以评估治疗情况，如有疑问或不适及时联系医生。患者对操作耐受良好。

尊敬的主管医生 ***，感谢您允许我对您的患者进行治疗，操作过程中如有疑问或不当，请及时与我沟通交流。